中医经典文库

医 学 答 问

清·梁玉瑜传　陶保廉录

宋乃光　校注

中国中医药出版社
·北 京·

图书在版编目（CIP）数据

医学答问 /（清）梁玉瑜传，陶保廉录. —北京：中国中医药出版社. 2008.12（2020.8 重印）

（中医经典文库）

ISBN 978-7-80089-295-0

Ⅰ.医… Ⅱ.①梁…②陶… Ⅲ.中医学临床—中国—清代 Ⅳ.R24

中国版本图书馆 CIP 数据核字（2008）第 163703 号

中 国 中 医 药 出 版 社 出 版

北京经济技术开发区科创十三街 31 号院二区 8 号楼

邮政编码　100176

传真　010 64405750

山东百润本色印刷有限公司印刷

各地新华书店经销

*

开本 850×1168　1/32　印张 5.25　字数 92 千字

2008 年 12 月第 2 版　　2020 年 8 月第 2 次印刷

书　号　ISBN 978-7-80089-295-0

*

定价 20.00 元

网址　www.cptcm.com

如有质量问题请与本社出版部调换（010 64405510）

版权专有　侵权必究

社长热线　010 64405720

读者服务部电话　010 64065415　010 84042153

书店网址　csln.net/qksd/

《中医经典文库》专家顾问委员会

前　言

中华医药源远流长，中医药理论博大精深，学说纷呈，流派林立，要想真正理解、弄懂、掌握和运用她，博览、熟读历代经典医籍，深入钻研，精思敏悟是必经之路。古往今来，凡是名医大家，无不是在熟读精研古籍名著，继承前人宝贵经验的基础上，厚积薄发、由博返约而成为一代宗师的。

故此，老一辈中医药专家都在各种场合呼吁"要加强经典学习"；"经典是基础，传承是关键"。国家有关行政部门也非常重视，在《国家中长期科学和技术发展规划纲要（2006~2020）》中就明确将"中医药传承与创新"确立为中医药领域的优先主题，国家中医药管理局启动了"优秀中医临床人才研修项目"，提出了"读经典，做临床"的口号。我们推出这套《中医经典文库》，也正是为了给广大中医学子阅读中医经典提供一套系统、精良、权威，经得起时代检验的范本，以倡导研读中医经典之风气，引领中医学子读经典、用经典，为提高中医理论和临床水平打牢根基。

本套丛书具有以下特点：①书目权威：丛书书目先由全国中医各学科的学科带头人、一流专家组成的专家指导委员会论证、筛选，然后经专家顾问委员会审核、确定，均为中医各学科学术性强、实用价值高，并被历代医家推崇的代表性著作，具有很强的权威性；②版本精善：在现存版本中精选其中的最善者作为底本，让读者读到最好的版本；③校勘严谨：聘请具有深厚中医药理论功底、熟谙中医古籍文献整理的专家、学者精勘细校，最大限度地还原古籍的真实面貌，确保点校的高质量。

在丛书出版之际，我们由衷地感谢邓铁涛、朱良春、李经纬、余瀛鳌等顾问委员会的著名老中医、老专家，他们不顾年迈，热情指点，让我们真切感受到老一辈中医药工作者对中医药事业的拳拳挚爱之心；我们还要感谢专家指导委员会的各位专家和直接参与点校整理的专家，他们不辞辛苦，兢兢业业，一丝不苟，让我们充分领略到中医专家的学者风范。这些都将激励我们更加努力，不断进取，为中医药事业的发展贡献出更多无愧于时代的好作品。

中国中医药出版社

2007 年 1 月

内 容 提 要

《医学答问》由清代广东茂名梁玉瑜（字特岩）官任新疆时所传授，浙江秀水陶保廉（字拙存）辑录而成。全书四卷，以问答方式著为医说，详论六经脏腑、四诊八纲、用药宜忌、食物损益、防病延年之道。梁氏在传授自己和家传医学心法的同时，间亦评论前贤，论析精辟，言词朴实，理论紧密联系实际，为提高中医学术水平起到了一定作用。

此次出版以清光绪二十一年（1895）乙未太原任氏石印本为底本，甘肃人民出版社1962年2月铅印本为校本，整理校注而成。可供中医临床和理论研究人员，高中等中医院校学生，广大中医药爱好者，中西医结合工作者阅读学习。

校注说明

　　《医学答问》为清代茂名梁玉瑜官任新疆时传授，秀水陶保廉辑录而成。梁氏世业岐黄，家传医学二百余年，藏有《神农尝毒经》一百卷及仲景各书。梁氏本人于医学有很深的钻研，尤注重实际，对凭舌验病、脉证从逆、寒热辨疑、药性补泻、食物损益、养生延年等都独有见解。书中对于医学中的一些疑难问题，分析多中肯綮，因而能启发思维，有助于提高临床疗效。

　　是书共四卷，全书内容分为五十七个问题，多以问答形式写成。卷一主论舌脉诊，兼论十二经证治和真假寒热辨证；卷二辨阴火阳火及其治法，虚劳、血证治疗宜忌，兼评陈修园、黄元御医说；卷三论喉科、癫狂证治，并介绍家传《神农尝毒经》和五脏温凉补泻药，兼论真假绝症；卷四谈药食性味及古方使用，梁氏家训和防病要诀。

　　本书成书后印行量少，流传不广，医者访求多有不得，今校注付梓，以满足读者需求。具体说明如下：

　　一、以中国中医研究院图书馆藏清光绪二十一年（1895）乙未太原任氏石印本为底本，甘肃人民出版社1962年2月出版之铅印本为校本。

　　二、原书无目录。现将原来的五十七个问题一一精炼，作为本书目录，添列于序后。增补的目录皆为设问句，并同时插入正文所对应的题目前，不再出校注。

三、书中的繁体字、异体字均直接改写为标准简化字，对明显的错误亦径直改正。文中一律使用现代标点符号。

四、原书每卷之首的书名和"茂名梁玉瑜特岩传秀水陶保廉录"字样，均删去。

五、原书为竖排，今改为横排版，方位字"左"、"右"等径改为"下"、"上"。

校注者

序

余向在兰州时，有河鱼之疾。医者辄投温剂，迄未霍然。癸巳来新疆，晤茂名梁特岩太守，请①为诊视，遽以白虎汤加三黄及小承气汤见投，余心异之，未敢即服。然闻诸他所医者皆应手效，姑尝试之，竟亦立效。余怪而问之曰："君之术何以独异？"曰："非异也，病固如是也。君之体实，热积于中，遇寒则水火相搏，肠胃遂不能相安，非因寒而泄也。医者但知止泄，不揣其病所从生。譬如治河者，筑堤捍水，岁岁增高，久且一决不复可治矣。自张仲景以来，医说愈多，医理愈晦，世之人死于病者十之三四，死于医者或十之五六焉，虽然，无足怪也。投以温补，病者虽死而无怨；投以寒苦，病者或先不任受矣。"盖其言若此。梁君昔治乡兵，屡摧剧寇，博通今古，曾不以医名，而医学之精，亦一时所仅见。兹梁君行矣，陶君拙存裒其平日所与言医者辑为《医学答问》四卷。其论方药、注本草与他书间有不同，治咯血一门，尤足辟庸医之误。盖梁君家传医学已二百余年，诊验既

---

① 请：底本作"诸"，今从校本改。

多，辨析尤确，著为医说，足补古方所未逮，不泥古以立方。其家所传《神农尝毒经》，谓仲景悔过之作，而托名于杨绍基，殆庚词耳。今中外多故，世局日新，治法之不能泥古，独医也欤哉。

　　光绪二十一年十一月长至日，护理新疆布政使镇迪道兼按察使衔汝南丁振铎。

目 录

卷一

一、怎样望诊?

问:《周礼》医师之术以五色视死生,《灵枢》有五色篇,《素问》有皮部论,古人治病以望为先,敢问何以望?

望者,望其颜色以分治法也。假如其人精神焕发,容貌和悦,得四时之正者,是为无病。如头重目低,面色青蓝痿白,舌无苔而白色浅淡,或浮涨而多水,头额、两脸、鼻气、手足、皮肤俱热,或吐或不吐,或泻或不泻,畏风畏寒,乍冷乍热,浑身软弱,动即眩晕不能起坐者,是外感风、寒、湿,太阳表邪之最浅者,治宜以温散药发表,得汗自痊。如头重目低,面色浮红或青,舌无苔而色红,或有浮涨有丝,头额、两脸、鼻气、手足、皮肤俱热,或吐泻或不吐泻,畏风畏寒,乍冷乍热,周身困倦,动即眩晕不能起坐者,是外感风、火、燥,太阳表邪之最浅者,治宜以凉散药发表,得汗自痊。感风感暑相似,惟感风无汗,感暑有汗可分耳。感暑多在夏秋,其余多为感风。风有热,暑无寒。风有寒湿,暑有热湿。治暑以清气利窍,汗止气行乃愈。其暑风并感者，并治之。中风、中暑，邪气深入者，有中腑、中脏、中血脉之殊，先审中在何经，专经专治，与伤寒传经治法略同。如头不起，目不快，面色痿白青悲①，唇舌色极淡而湿润，或舌有白涨腻薄白苔，油滑多水，无点纹，无芒刺，唇不燥裂，口不苦，或舌蓝而光滑无苔，或舌黑而湿滑无苔，无点，无罅，无焦此为寒与热分别处，如浸水腰子形，是为寒极症，治宜姜附桂参芪理中汤等药急救之。如舌软而缩，口不渴，齿不干，唇不焦，鼻孔湿润，神疲气弱者，是虚寒里症，治宜温补升提药。如头不起，目不快，面色隐红，或青缎，或黄槁，口唇红而燥裂，舌有黄苔，黄涨，黄腻，粗涩干苦少水，齿热，眼有红丝，额显青筋，或色蓝而干，粗焦有芒苔，或舌黑干涩有厚苔，有朱点，有芒刺，有罅裂，如煎焦豆腐形，是皆热极症，治食白虎三黄承气汤等药急救之。或舌强而缩，口干，齿干，鼻干，神昏气昏而困惫者，是实热里症，治宜寒凉攻泻药。凡瘦人未必是阴亏，宜详察。

二、头面容色与脏腑的对应关系如何？

问：头面容色与脏腑相应，果何别欤？

额上属心，左颧、目眦属肝，右颊、鼻孔、目白属

---

① 悲：校本作"薄"。

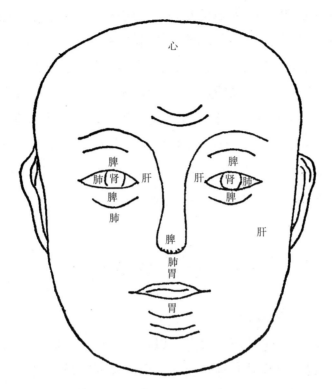

肺，瞳神、下颏属肾，眼胞、鼻准属脾，口唇、人中属胃。又如内明堂十二，外明堂十一，其部位各别，详在《医宗金鉴》。病轻者，隐约周于面色；病重者，乃显分部位。一望各部俱带青蓝痿白者，外感风寒湿，表病也；各部俱带浮红或青者，外感风火燥，表病也；面色某部显出痿白青悲①，即某经虚寒，里病也；某部显出红紫微纹，或青蓝滞色，即某经实热，里病也。某部黧黑者，

----

① 悲：校本作"薄"。

某经病进也；某部渐见光润者，病愈也。《内经》有云："赤如帛裹朱，不欲如赭；白如鹅羽，不欲如盐；青如苍璧之泽，不欲如蓝；黄如罗裹雄黄，不欲如黄土；黑如重漆色，不欲如地苍。"《素问·脉要精概论》"青如翠羽者生，赤如鸡冠者生，黄如蟹腹者生，白如豕膏者生，黑如乌羽者生。"《素问·五脏生成篇》古人之言质直，不可拘执，人面白黑必无如羽如漆之理。以意会之，求其光明润泽而已。凡表病两脸必发烧，若烧退而病未去，则已入里，不可专用表剂。

三、怎样闻诊？

问：何以闻？

闻者，察其声音气息，以审病所在也。假如其人声浊音破，而或鼻塞呻吟迫速，而或头痛口鼻气热者，是外感或寒或热，表邪症也；或谵语者，邪火攻心，半表半里症也。治宜辨是寒邪，则以热药散之；辨是热邪，则以凉药散之；半表半里，则用散表兼防里，专经调治。如声微音短，由于气血内虚，鼻气冷，口不臭，喷气无气味者，是虚寒里症也，治宜温补；如呻吟腹痛，口气酸糟者，热滞也，治宜消滞行气。如意欲大言，而喉音不爽，由于肺热；小有佛意，动辄争论，由于肝热。鼻气热而嫌闷，口气臭而酸糟者，是实热里症也，治宜寒凉；如或大声疾呼，癫狂骂詈者，是心火内迫也，治宜寒凉重剂。

四、怎样问诊？

问：何以问？

问者，究其病根也。老问有何不健，幼问有何不安。男问有无遗泄，女问有无闭经。总问有何要病。表问有无风、寒、燥、火、暑、湿，里问有无喜、怒、忧、思、悲、恐、惊。问平日有何种嗜好，问工商以执业情形，问士人以所攻何书。问症以审寒热虚实，问病以分气血痰郁，问疾起何时，病因何起，初起何状，病变若何，曾服何药，有无效验，思饮食否？表有邪不思食，脾胃偏热不思食，偏寒亦不思食，脾胃滞不思食。邪火思饮，脾胃热思饮，实火思饮，惟虚寒者不思饮。或卧后常欲以茶水嗽口却并不饮，但问如口中干苦、齿根发热者，皆实火上炎也。再凭舌与脉参看，分别表里，以免致误。口中何味？少阳邪口苦，肝胆热口苦，胃热逼胆口苦，实热胆汁泄口苦，或咸或胶，皆为热。表邪口淡，虚寒口淡，脾实口甜，胃热口臭，寒滞口酸，热滞口酸，再以舌与脉参看。喜食何物？辣味人所同嗜，寒人食之开胃益胃气，热人食之开胃损胃气，脾虚喜食甜，脾热亦喜食甜。肝虚喜食酸，肝热亦喜食酸，皆凭舌脉，以别虚实。夜能眠否？邪火发烧者不能眠，实火内燥者不能眠，阴虚火旺者不能眠，阳盛灼阴者不能眠，痰郁实结者不能眠，气滞疼痛者不能眠，心虚不能眠，心热亦不能眠。虚寒者昏昏欲眠，脾火困者亦昏昏欲眠，均须参看舌脉。大小便顺利否？大便顺利者无病，大便秘结二三日出一次者，多是实热，间有肾血虚；溏泄无常者多为湿热，间有虚与寒；泻清水者为虚为寒，间有实热。受寒湿者、感暑者则病泻泄，脾虚者泻泄，脾实者亦或泻泄；肾寒者泻泄，脾热者泻泄[①]，暑湿亦有泻泄[②]。大肠虚者为久痢，为脱肛；实者为便闭，为脏毒，为肠痈；大肠热者为便血，为肠风，为脱肛；寒者亦久痢，或便血；肺热者亦便血便脓。小便清长者无病，小便短白为虚，淡白为寒，黄赤短秘臭甚混烫均为热。或淋，或带脓血，均是实热。黄白不清，浊如米汁是湿热，混热短秘是热邪，混热频数是寒邪。小肠虚者，其溺赤短，或白数；小肠实者，其溺浑汤[③]，或为肠气肠㿉；小肠寒者，白溺无臭气，或为淋为尿脓尿血；小肠热者，溺涩、溺短，或有脓血。肾虚寒者，小便不禁自出；肾实热者，小便或涩，或浊，或出血。肺热者，小便不利；肝热者，小便不禁；心热者，溺赤浊，或有血。症多相似，均凭舌脉以别之。**耳聋否？** 少阳有邪耳聋，寒热虚实，不得其平，均有耳聋，多属肾脾二经。视舌脉辨别，专经调治。**目暗否？** 邪火传少阴肾经则目暗，实火逼肝肺肾则目暗。邪火、实火，惟急下以救真阴。若是肾虚目暗，则以地黄汤重加熟地，或能救之。

五、怎样切诊？

问：何以切？

切者，诊其脉之浮、沉、迟、数、虚、实，以验病之表、里、寒、热、虚、实。参之望、闻、问，有相符

---

① 脾热者泻泄：底本作"脾热为泻渤"今从校本改。
② 泻泄：底本作"泻渤"，今从校本改。
③ 汤：校本作"浊"，皆通。

否，以决所以治也。脉分左、右、寸、关、尺，腕下高骨略尖处为关，近虎口为寸，近臂为尺。左寸属心，心与小肠相表里，经配膻中；膻中者，与心相附，居膈上，代君行事，臣使之官，喜乐出焉。王冰曰：在胸中两乳间。朱肱曰：心之下有膈膜，与脊胁周回相著，遮蔽浊气，所谓膻中也。膻中亦即心包络也。左关属肝与胆，经配膈；膈者，胸膈肓也，在心脾之间。膈塞管上下使气与谷不相乱也。膈本上下相离，若为火迫于胃，则膈淤塞而为膈食。左尺属肾，经配腹中，膀胱、小肠该焉；右寸属肺，肺与大肠相表里，经配胸中；胃脘上，应在喉，验在中。右关属脾属胃；右尺属肾，经配腹中；介肾之中者为命门火，蒸化谷食，名曰真阳，三焦、大肠均右尺所属。凡诊高长人脉，三指略疏；诊短小人脉，三指须密。凡诊脉时，先调和口鼻气，平静呼吸，默记次数，五十收息。平按中部脉之往来，若过指有天机洋溢之象者，为六阳脉；若过指有地脉之隐微者，为六阴脉。或有反关脉，左右手俱反者，亦有六阴六阳之别。或一手反者，正为阳，反必阴；正为阴，反必阳，所谓半阴半阳脉也。阴阳既辨，乃收息静候面部。轻按即前部。以分表里，中平按即中部。以审寒热，底重按即后部。以辨虚实。又从三部之中，自重而轻，自轻而重，分指详察，以判某经表里寒热虚实。轻按六脉俱浮是表邪，六脉俱沉无表邪，半表半里宜细辨，即或有病向里寻。中按寒热虚实里可见，底按寒热虚实里尤分。一呼吸间，脉来四至，是和平无病；一二迟至为极寒，二三迟至亦为寒；三四弱至即为虚，一二弱至为极虚；五六数至即为热，七八数至为极热；五六长洪是为实，七八沉实尤为实。候各部之寒热虚实，即以知各经之寒热虚实。寒热虚实提其纲，表里阴阳揭其要。八脉浮、沉、迟、数、虚、实、洪、缓八者，为脉之大纲。可判阴阳于脏腑，二十七字如剥茧抽丝即二十七脉诀也。八奇能通经络之阴阳，阴维、阳维、阴跷、阳跷、冲、任、督、带，是奇经八脉也。二十七气，如泉流不息。手三阴三阳，足三阴三阳，十二络各有一别络，脾又有一大络，任一络，督一络，共为二十七络，气之流通也。此特约举其概，脉经奥理，具有专书可考也。

六、怎样分别二十七种脉象？

问：二十七脉如何分别？

浮脉属阳，为表为邪，亦互见各属。浮脉：轻浮在皮肉上，有风发内鼓之形，有轻清在上之象，轻按似有余，重按如不足，如循榆荚，如风吹毛。有力表实，无力表虚，浮迟中风，浮数风热，浮紧风寒，浮缓风湿，浮虚伤暑，浮洪虚热，浮芤失血，浮散劳极。

沉脉属阴，为里为实，亦互见各属。沉脉：沉著在肌肉下，轻按却不得，重按乃得之，如绵裹砂，内刚外柔，如石投水，必极其底。有力里实，无力里虚，沉则为气，又主水蓄，沉迟痼冷，沉数内热，沉滑痰食，沉结气郁，沉弱虚热，沉缓寒湿，沉紧冷痛，沉牢冷积，沉芤不治。

迟脉属阴，为里为寒，亦互见各属。迟脉：一息三至，或一二至，来去极慢，为阳不胜阴，故脉来不及。有力为缓，无力为涩，有止为结，迟甚为败，迟软为虚，迟滞为实。迟脉主脏，有力冷痛，无力虚寒，浮迟表虚，沉迟里寒。

数脉属阳，为里为热，亦互见各属。数脉：一息五六至，或七八至。《素问》曰："脉流薄疾。"数为阴不胜阳，故脉来太过。数而弦急为紧，流利为滑，数而有止为促，数甚为极，数见关中为动。数脉主腑，有力实火，无力虚火，浮数表热，沉数里热，气口数实肺痈，数虚肺痿。

滑脉属阳中阴，为里为痰，亦互见各属。滑脉：往来前却流利辗转，替替然如珠之应指。滑主痰饮，浮滑风痰，沉滑食痰，滑结顽痰，滑数痰火，滑短宿食。

涩脉属阴，为里为虚伤，亦互见各属。涩脉：细而迟，往来难，短且散，或一止复来，参伍不调，如轻刀刮竹，如病蚕食叶。涩为阳气有余，气盛则血少，故脉来蹇涩，主血少精伤病。男人见之花柳伤，女人见之为胎病，无孕为血败，有病均不宜。

虚脉属阴，为里，为气血虚。《脉经》云："虚脉迟大而软，按之不足，隐指豁豁然空。"伤暑虚脉亦常有，怔忡虚脉不为奇，阴虚脉虚多发热，治虚以补最相宜，新病脉虚从症治，久病脉虚不用医。

实脉属阳，为里为热，为郁积，亦互见各属。《脉经》云："实脉浮沉皆得，脉大而长，微弦，应指幅幅然。浮沉有力为实，沉而实大微弦为牢。实为水谷之病，气来强盛。"承其盛盛，是为太过。治实脉病，当知实者虚之，毋盛其盛。

长脉属阳，为里，为气壮，为有余。《素问》云："长脉如揭长竿末梢，为平。如引绳，如循长竿为病。"朱氏云："长脉不大不小，迢迢自若。"无病人见之为和平，主寿年长永，有病人见之为热实有余。长有三部之长，一部之长，在时为春，在人为肝。心脉长，神强气壮；肾脉长，蒂固根深，此言平脉也。

短脉属阴，为里为气虚。《脉诀》云："短脉不及本位。"《脉经》云："应指而还，不能满部。"戴同父云："短脉只见尺寸，若关中见短，尺寸不通，是阴阳绝脉，岂能治乎？故关脉不诊短也。"黎居士云："长脉属肝宜于春，短脉属肺宜于秋。"长宜春是可信，短宜秋则不可信。不论有病无病人，均不宜见短脉，无病人脉短，寿必不高。

洪脉属阳，为里为热，为阳盛炎火，又为阴虚失血。《脉经》云："洪脉指下极大。"《素问》云："来盛去衰，在卦为离，在时为夏，在人为心，谓之大，亦谓之钩。"洪而有力为实，实而无力为洪。泄痢失血，久嗽者，不宜见洪脉。

微脉属阴，为里，为血气虚。微脉极细而软，按之如绝，若有若无，《素问》谓之少气，血微则脉微。仲景曰："脉瞥瞥如羹上肥者，阳气微。萦萦如蚕丝细者，阴气衰。长病得之死，卒病得之生。"微主久虚血弱之病，阳微恶寒，阴微发热。《脉诀》云："岁中日久为白带，漏下多时骨亦枯。"

紧脉属阳，为寒为痛。《素问》曰："紧来往有力，左右弹人手。"仲景云："如转索无常。"紧乃热为寒束之脉，故急数如此。《素问》又谓之急。中恶浮紧，咳嗽沉紧，见之不吉。

缓脉属阴，为不寒不热和平脉也，亦互见各属。缓脉：一息四至，如丝在经，不卷其轴，应指和缓，往来调匀。在卦为坤，在时为四季，在人为脾。阳寸阴尺，上下同等，无有偏旺者，无病时也；若有互见，即为有病。浮缓为风，沉缓为湿，缓大风虚，缓细湿痹，缓涩脾虚，缓弱气虚。

芤音抠脉属阳中阴，为虚为失血，按之即无，举之来至，旁实中空，象如慈葱。主阳火伤血，阴火伤阴。《脉经》云："三部脉芤，长病得之生，卒病得之死。"其所未能尽信，芤脉确不是吉脉。

弦脉属阳中阴，为里为寒，亦为热，乃阴虚火亢，又为肝邪，亦互见各属。弦脉：端直以长，如张弓弦，按之不移，从中直过，挺然指下。弦为木盛之病，浮弦外感热邪，沉弦积饮内痛。疟脉多弦，弦数为热，弦迟为寒，弦大为虚。弦细拘急，阳弦头痛，阴弦腹痛。

革脉属阴，为虚为寒，革脉弦而芤，如按鼓皮。仲景曰："弦则为寒，芤则为虚，虚寒相搏，此名曰革。男子亡血失精，妇人半产漏下。"不是吉脉。

牢脉属阴中阳，为里，为寒，为实。仲景曰："寒则牢坚，有牢固之象。"牢主寒实之病，扁鹊云："软为虚，牢为实。失血者，脉宜沉细，反浮大而牢者死，虚病见实脉故也。"失血阴虚，见之不吉。

濡脉属阴，为里为虚寒，为阴虚亡血，又为伤湿。濡脉急软而浮，如帛在水中，轻手相得，按之无有，又如水上浮沤，治宜温补真阴。久病产中均有治，平人见之甚不宜。

弱脉属阴，为里为阴，阳气虚弱，脉极软而沉细，按之乃得，举手无有。仲景曰："阳陷入阴，故恶寒发热者常见弱脉。"亦互见各属。《素问》曰："脉弱似滑，是有胃气；脉弱似涩，是谓久病。病后老弱见之顺，平人少年见之逆。"

散脉属阴，为里，为气血虚脱。散脉大而散，涣漫不收，无统纪，无拘束，至数不齐，或来去多少不等，即乱脉也，不吉脉也，互见各属，不在此论。戴同父曰："心脉浮大而散，肝脉短涩而散，平脉也。心脉软而散，怔忡心跳也；肺脉软而散，汗出；肝脉软而散，溢饮；脾脉软而散，胕肿也。病脉也。肾脉代散，死脉也。"《难经》曰："散脉独见则危。"

细脉属阴，为里，为血气虚。细脉象蛛丝，应指下小直而软，亦互见各属。细数血热，细短血郁，细极虚损。寸细呕吐，关细胃虚。《脉经》云："细为血少气虚，有此证则顺，否则逆，故吐衄得沉细者生，忧劳过度者脉亦细。"

伏脉属阴，为里，为邪闭火伏，为寒结内伏，为食积痰郁伏，为频吐气痛腹痛伏，其症不一，详审勿误。伏脉重按著骨，指下才动，沉而几无，有潜伏象。伤寒一手脉伏曰单伏，两手俱伏曰双伏，不可以阳证见阴为诊，乃火邪内郁，不得发泄，阳极似阴，故脉伏，必有大汗而解。又有夹阴伤寒，先有伏阴在内，外复感寒，阴盛阳衰，四肢厥逆，六脉沉伏，须投姜、附、桂，脉乃复出。又有热郁内结，阳盛阴伤，四肢厥逆，六脉沉伏，须投大承气汤下通之，脉乃复出，伏脉寒热之辨，生死判焉，惟望舌苔则寒热显明，最宜谨慎。

动脉属阳，为里，为邪气内陷，数见关中，形如摇豆。仲景曰："动则为惊为痛，阴阳相搏名曰动。阳动则汗出，阴动则发热，形冷恶寒，此三焦伤也。"《素问》曰："阴虚阳搏谓之崩。"又曰："妇人少阴脉动甚者，妊子也。"

促脉属阳，为里，为火热，为阳盛。促脉来去数，时一止复来，气血痰饮食五症，及三焦郁火病，常有见之。

结脉属阴，为里，为阴盛，气血凝滞，痰郁积聚之病。结脉往来缓，时一止复来，阴偏盛，欲亡阳。扁鹊曰："结甚则积甚，结微则气微。浮结外有痛积，伏结内有积聚。"

代脉属阴，为里，为脏气衰，下元亏损，中宫无主。仲景曰："代脉动而中止，不能自还，因而复动。"病者见之犹可治，平人见之寿相关。

后人更有大脉之名，盖欲凑合二十八字之数耳，其实即洪脉，可不赘也。

六阴脉，诸书皆略，惟岐伯《百脉经》云："六阴脉，以若有若无为和平。反阴反阳，脉以四至之和为离，四至之平为即，越乎离即，便为洪数，余依阳脉减半推。"仲景曰："六阳，乾脉也；六阴，坤脉也。"故六阴脉若有若无，不离不即，以柔为平。稍形浮数即为病，缓沉微细是康宁，诊脉仍依阳脉例，准乎离即较分明。凡脉一息五至，肺、心、脾、肝、肾之气皆足。五十动而一止，合大衍之数谓之平，反此而止则非平。肾气不能至，则四十动一止；肝气不能至，则三十动一止。盖一脏之气衰，而他脏之气代至也。病人得之为病脉，平人得之却非宜；伤寒见之也可治，妊娠见之胎应时；五十不止身无病，数内有止皆知定。四十一止一脏绝，四年之后多亡命；三十一止即三年，二十一止二年应，十动一止一年间，更观气色兼形证。应以日者，二动一止三四日，三四动止应六七，五六一止七八朝，次第推之自无失。

七、怎样辨浮沉迟数虚实洪缓八种脉象？

问：浮沉迟数，虚实洪缓，八脉疑似之状，可简言之欤？

浮脉轻浮皮面中，浑如侧耳听松风，却非洪大疑为散，洪大脉来盛去衰，浮而有力为洪，异浮而似浮为散。脉大而散，有表无里，异浮而似浮。表病能分脉理通。脉浮为表病。沉脉刚柔底中部，沉脉内刚外柔，必按至底部，乃明其至数。较来微弱不相同，弱脉极软而沉细，按之乃得，举手无有，异沉而似沉。微脉极沉而软，按之如欲绝，若有若无，异沉而似沉。实为有力虚无力，沉有力为里实，沉无力为里虚。数热迟寒一理通。沉数为里热，沉迟为里寒。迟脉迟来状若何，二三一息至无多，知非缓涩偏为慢，《经》云："脉来小駃，于迟为缓，即马徐行，从容不迫，貌异迟而似迟。"《经》云："涩脉细而迟，往来难，短且散，或一止复来，异迟而似迟。"《经》云："迟脉一息三至，去来极慢。"表里寒侵气不知。迟浮表寒，迟沉里寒。数脉应知至数多，《经》云："数脉一息六至。"又云"五六七八至，均为数。"中间起落两头拖，如线从两头拖来，隐隐未停，而中间又起之貌。紧弹促止休相拟，紧脉往来数，此起此落，左右弹人手，两头无线拖，异数而似数。促脉来去数，时一止复来，异数而似数。见在浮沉热不讹。数浮表热，数沉里热。虚脉形之《脉经》：虚实相较，两两相形乃得。实脉不同，按来应指豁然空，《经》云："虚脉迟大而软，按之无力，隐指豁豁然空。"可怜芤弱差相似，《经》云："芤脉浮大而软，按之中央空两边实，状如慈葱，主血虚，异虚而似虚。弱脉极软而沉，异虚而似虚。**阴损阳亏在个中。**《经》云："脉虚血虚，主阴损阳亏。" **实脉形**相较虚脉却不同，**浮沉有力又长洪，**《经》云："实脉浮沉有力，随按皆得脉大而长，应指愊愊然，愊愊，坚也。" **微弦应指还愊愊，**如弓弦牵硬，愊愊然坚。**热郁偏阳便不通。**实脉病多是阳火郁结，伤食躁烦，大便不通等症。**洪脉来盛去却衰，大而无力又非宜，**《经》云："洪实大而无力"。**阴阳偏胜虚伤血，**洪脉病多是阳盛阴虚，肝胃伤血，火炎肺金等证。**相火炎炎热病时。缓脉缘何可使知，诊来四至最相宜，从容应指精神健，无病和平协四时。**缓脉应指初缓，往来甚匀，一息四至，不论有病无病，得之均吉，若互见别脉则是病。

八、浮沉微洪四种脉象怎样随人而异？

问：浮沉微洪四脉亦随人而异乎？

仲景《秘传》书名有辨脉精要曰：**肥人脉沉不为沉，沉而有力乃为沉；**肥人肉厚，轻手按均似沉，必重按至底，鼓指有力乃为沉。**瘦人脉浮不为浮，浮而轻浮乃为浮；**瘦人肉薄，举手即得脉，轻手按均似浮，必静按有轻浮皮面之状，乃是浮。**士商脉小不为微，静躁分之小微见；**士商脉不尽小也，而往往有小者，必其人静而不躁也。人静者，脉小不为微；人躁者，脉小即为微。**农工脉大不为洪，气力辨之洪大异。**农工脉不尽大也，而往往有大者，必其人有力而气粗也。力粗者，脉大不为洪；力少者，脉大乃为洪。**五行分别在其中，**金人脉沉肺经病，木人脉沉心肝病，水人脉沉脾胃病，火人脉沉五脏病，土人脉沉是无病。五行有病沉脉分，沉脉应知皆里症。**六气**

侵时却不同。六脉俱浮是表邪，六脉俱沉无表邪；六气不侵脉不浮，
六气侵之脉必浮。浮在某关某经病，迟数虚实辨其症。

九、什么是七怪脉？

问：七怪脉之状若何？尚可治疗否？

旧诀云：**脉如雀啄止复来**，如雀啄食，忽然止绝，顷倏复
来，肝经绝也。**屋漏半日一点落**，如破屋漏雨，半时一滴，胃经绝
也。**弹石硬来应指坚**，如指弹石，坚硬莫匹，肾经绝也。**搭指散
乱如解索**，至数多少不准，散乱如索之解散，脾经绝也。**鱼翔似有
亦似元**，重按不动，轻按弹摇，似有似无，如鱼之翔，心经绝也。**虾
游静中忽一跃**，指下俨有累累如贯，少焉而止，久之忽然一跃，进退
难寻，如虾之游，大肠绝也。**更有釜沸涌如羹**，浮沉乱鼓，至数难
分，如釜汤沸羹，肺绝也。**旦占夕死不须药**。家训云：顺症见此确是
绝脉，若痛症、闭症、热极症、假绝症见此等脉，亦未为绝也。惟宜舍脉
凭舌症较对，有可医者。

十、脉法以外还有什么审病法？

问：《内经》脉要精微论尺内尺外一节，释之者或
称内外侧，或指前后部，人执一词，纷如聚讼。方寸之
脉，古人已多疑窦，况岐黄切脉本不拘于两手，诸法失
传，第执寸关尺求之，或以两关属脾，或以三部分三焦，
或以手按轻重分三焦，或云六部皆肺脉，或云男女相反。

诸书所言各有其理，今人通行之法，安知其必无误乎！名目虽多，临证辄迷，血气强弱，情状万殊，病体脉乱，往往怪绝。脉法实难尽恃，果有他法以审众病乎？

察脉微渺，难臻神明，病脉多变，易致差谬。余家祖传有辨舌之法，以济切脉之穷。三寸舌上，以前后左右分脏腑部位，以淡白黄黑诸色判病证之寒热虚实。小病主舌参脉。大病舍脉凭舌。凡病重人脉伏脉代，即病不甚重之人，脉亦有时而乱，实因血气不舒所致，并非绝症也。《脉诀》所云不治者，医者泥于古书，即弃而不顾，虽有孝子慈孙，亦无从设法挽救。不知舌色显分寒热，皆可对病立方，应手而愈。辨舌胜于辨脉，余家行之五六世，确有把握。

十一、脏腑在舌面上的分属部位如何？

问：舌与脏腑相应，何以辨之？

轩辕氏有云："舌为人身之根苗，脉乃人身之枝叶。断手足者或可补，断舌本者无可救。"凡人有病，见于舌而应于脉，能辨舌色，能诊脉理，症自显然。舌根主肾命大肠，应小肠膀胱；舌中左主胃，右主脾，左右合之，脾胃互相应；舌尖面上中间界主肺，舌尖主心、心包络、小肠、膀胱，应大肠命；舌边左主肝，右主胆，左右合之，肝胆互相应。全舌根统为下焦应，舌中统为中焦应，舌尖统为上焦应。上焦心肺居之，中焦脾胃居之，下焦肝肾膀胱大小肠居之，此三焦之应也。列图于右。

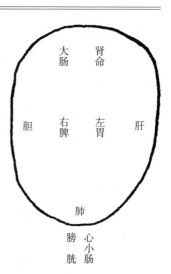

十二、怎样望舌辨证？

问：凭舌辨证之法？

凡舌色正红，不深不浅，不赤不紫，不粗不淫，津液如常者无病。或微有或黄或白之浅薄涨腻，一刮即净者，此因食物中之寒热不等，稍有留滞在胃中，胃气盛者，片时转远，即能消化，此亦无病。凡感冒最浅者，多未见于舌。假如舌津如常，色不白不黄不赤不紫，无苔无腻，无点无罅，无滑无粗，无干无涩，或津液稍有牵丝，或鼻塞，或鼻流涕，口不渴，不思食，头痛目眩，畏风畏寒，乍冷乍热，周身、两脸、皮肤、鼻气俱热，不能走动者，此外感太阳表邪也。戒食油腻，邪浅者饥饿三五日，勿药自痊。若治之，当审其感热邪者，以凉散药发太阳表邪；感寒邪者，以温散药发太阳表邪，得汗即愈。若舌微有白浮涨腻而滑，或微有黄，浮涨而涩，或津液有丝无丝，或口渴或不渴，或口苦，或耳聋目眩头痛，周身皮肤俱热，或寒热往来者，此外感少阳表邪也。治当审其寒热，分寒热用散药以发少阳表邪，得汗乃痊。若感冒而夹有滞者，治法宜慎，切勿感寒妄以寒药散，感热妄以热药散，以致盛邪入深。《经》云："行滞先驱风。"勿遽用神曲、麦芽、枳实等消导药，引邪入里。尤勿误用桂、附、参、芪、术、地、芍等温补药，助邪入里。太阳，邪之最浅者，发表必分经用药。倘不辨深浅，一遇感冒，即用能通行十二经之散药，混乱发之，则十二经有未感邪者，亦散之使到矣，不可不知。若舌少有白苔涨而极光滑、津液多水者，寒也；或有浮黄涨而涩、津液牵丝或带胶者，热也；或各部舌色已各分，邪在半表半里矣，治当辨寒热，分经发表和里以解之。若舌有浮腻渐积，如水发面粉形，或舌点粗白，仅点耳。倘全舌粗白，或一片粗白，即为热矣。或少有浅黄色，所谓色者，尚未成苔，若已成黄苔则热矣。是寒邪将入里，夹浊饮而欲化火也，仍当辨寒热，发表和里解之。以上皆论感冒表证。若浮腻积成黄苔，舌中一路有老黄色，是寒邪入里已化火也，温散表药概不能用，当以竹叶石膏黄芩等汤，从里散出，兼令邪从汗解。若邪火炽甚，药不胜症，舌中一路变黑色，苔厚芒刺结实刮不净者，当用白虎汤，加知、柏、芩、连，不次急投，可以救之。若舌黑而干燥焦裂，津液枯，舌卷囊缩，或厥逆者，邪传厥阴肝经，惟急用大承气汤，去甘草①。十能救七。倘不凭舌辨，谓据脉以定方，是欺己欺人，十不救一。盖舌症至此，脉必散乱，或浮伏无凭，苟泥俗书时医之论，明知邪传厥阴，

———————————

① 去甘草：校本同，疑为衍文。

而彼为邪传少阴；明是邪传少阴，而彼谓邪传太阴，偏用五苓散等药者，百投百误。更有时医偏于温补者，明是热邪传入三阴，彼偏谓寒邪直中三阴，舌黑囊缩厥逆，其症本相似，惟笑其不辨舌黑之寒热，热症作寒症治，辄用附子理中汤，白通加猪胆汤者，是杀人不用刀也。大凡邪传入三阴者，凭舌对症，然后凭症对脉，脉如不对症，急舍脉凭舌。如见舌黑苔厚而涩，芒刺干裂者，不必泥于太阴、少阴、厥阴之所属矣，当用破格白虎三黄等药重剂急投，以御邪火烧阴。复循环连用大承气汤，上以承邪气，下以泻邪热，急下以救真阴。不拘剂数，以效为准，有识者十能救九，否则十不救一。此家传之说也，乃言辨伤寒传经之黑舌也。又有寒邪或热邪直中三阴者，舌黑舌卷囊缩厥逆，其状相似，其脉多伏而沉细，甚难分别，如谓凭脉定症，是欺人之谈，惟望舌则寒与热必了然矣。其中寒邪者，则舌黑必无苔、无罅，光亮滑湿，如水浸腰子，淡淡融融形，舌卷囊缩厥逆，均似中热者，而实是寒。治当用破格附桂理中大温补药，不次急投，毋稍迟误，必能立痊。其中热邪者，则舌黑必有苔粗涩，或罅裂焦燥如铁锉，暗暗蓝蓝形，舌卷囊缩厥逆，均似中寒者，而实是大热。治当用破格白虎承气三黄大寒凉药，不次急投，毋稍迟误，必能立痊。寒热之判，存亡关焉，辨准寒热，用药十能救十，否则十不救一。此家传之说，乃辨寒邪热邪直中三阴之黑舌也。若无感冒风邪，而全舌俱白，色淡红，色或灰，色或湿白。凡无苔滑亮、明净如镜者，均是寒，以热药治之。或舌中微有白腻，如面粉浸水刮下尚未成苔者，为寒滞积中，以温热行气行滞药治之。或舌光亮淡红色，多水油滑无苔，或微微有浮白沫多津，口不苦，均为虚寒，以温补治之。或舌蓝而光泽无苔，或舌黑而湿滑无苔，无点，无罅，无芒刺，如水浸猪腰形者，为极虚寒，宜用姜、附、桂、参、茸、芪、术，大剂急投。又有阴虚肾亏、舌蓝舌黑者，无苔，无罅，无点，隐与寒舌相同；有蓝，有黑，有干①，隐与热舌相同。惟将寒热舌详细比较，显然不同。阴虚火旺已成者，多绛舌如钱，发光亮而无苔，脏腑功用已失，不能显苔也。如尚能见厚者，仍当作实热以苦寒救之。或舌底嗌干而不饮冷者，为肾水亏极，均宜大剂六味地黄汤以滋水制火，或能救之。若全舌深红赤色紫色或黄色，凡粗涩干焦有黄苔腻有罅纹者，无论何病，均为实热，以寒凉药治之。或舌中有黄腻苔，如发面粉粘水形者，为热滞积中，以寒凉药行气消导治之。舌腻浮积淡黄色，实热而兼有新滞也；舌腻厚积老黄色，实热而兼有积滞也；有苔黑涩厚腻干者，腹中必有燥粪粘久如确石，均当以大承气汤泻之。如舌有老黄苔、芒刺、肉钉、朱点、横罅、直罅，或干裂，或粗涩，或黑色、蓝色、暗色，如煎焦豆腐形者，或伸不出，或大或痛者，皆因瘦人热病。医者误指为虚，多服温补药，燥

---

① 有黑，有干：底本作"有黑者干"，今从校本改。

损真阴，热伤肺肾脾肝胃五经所致，甚至吐血者，治宜以破格方重用石膏、犀角、大黄、芩、连等药，以解药毒为救疗也。更有全舌老红色，虽无苔，而中间裂一深渠者，脾胃热而竞争分界也。其为病多是口干苦，夜不酣眠，或烦躁，或吐痰见血，或下血不等。又有舌或黄或赤，独见某经如剥去皮而赤红者，皆因误服热药，燥伤某经之据也；又或全舌赤黄有苔，横交十字罅裂，舌边凹凸不齐，烂如木耳形者，因误服温补，热伤脏腑而然也；又有舌无苔，而色红有倒插细芒刺，形如虎舌、猫舌者，是脏腑实热极也；又有全舌黄白花点而少津者，亦脏腑实热也。以上各热舌，分经辨准，则用苦寒药可以救补。凡证之虚者，舌必无苔而色淡，明润光净，口不苦；凡有罅纹，及有厚苔之舌，皆属实热，必非虚证；凡舌有厚苔者，虽似白色，仍作为黄苔。因此苔由浅而深，将黄未黄，非真白也。苔之在舌，比之面上敷粉，其色与舌为二物，是热也。刮去垢腻苔，底质必有几处粗涩如洋绒，黄苔或似白棉纸，或似桑皮纸，中深旁浅，或有罅缝，或有细红点。即脏腑蒸热之据，勿误认为白苔。凡真白舌光滑湿润，无小红点，无裂纹，色与舌为一，是虚寒也，拭之有沫无苔，亦不变色。凡虚寒舌，无多异色，惟实热证，色之变态多端。凡黄苔中之罅缝裂纹，仿佛十字川字爻字，或交互如丝，或浅而细，或深而粗，甚或凹凸不平者，大都体热人，误服温药、补药、滋阴粘腻药所致。凡黄舌渐轻，前半鲜明有水，后半腻涩者，肾肠仍有热也，夜必口苦。凡口苦唇燥无虚寒之理。凡阴亏之舌，绛色无苔，非红非紫，难以笔述，其色瘀滞如鲜瘦猪肉。重者则如将腐之肉，割分一缝，显其恶色之状。阴亏自成者甚少，往往于阳火偶偏时，医者误用滋阴药胶涩而成。舌之某经看前图显出某色，即知某经寒热虚实之病。寒者温之，热者凉之，虚者补之，实者泻之，随经审酌。若大虚寒，大实热，须用重药，有病则病当之，勿过虑也，有食物能使舌黑者，如食酸菜、芋苗、薯叶、风菜、酸醋、淡菜、橄榄、泽泻花、向日葵、枇杷、洋桃、墨，略举数种，可知大概。或烟瘾深者，舌亦易黑。辨舌时，宜慎察之，勿以伪乱真。有生成黑苔者，或舌中黑，舌边黑花黑点，或全舌皆黑，谓之狗舌，贱人有之，亦不为病，其黑究与病舌不同。凡舌以无苔无腻，正色正红，不深不浅，无点无罅，明净如健旺小儿之舌者为吉。常有健人与嗜饮之人，血气壮旺时，其舌或有厚苔腻，或黄或白，病状未发，病根早伏，识者忧之，此名宿食停湿之舌。若遇六气浸淫为燥发者，多是邪中厥阴，药难施救；为湿发者，多是手足拘挛，半身不遂。善保生者，宜防病于未发之时，看舌苔常有厚腻，则戒酒节食，顶为审经消导；去其宿湿，毋令停积于中焦，否则郁久内热，湿久变生，深为可虑。凡人病至舌黑者，为阳极损阴，阴极损阳，不论寒热虚实，均不宜见。若舌黑仅见脾胃经，治之速则愈之捷；若调理失宜，由脾胃经黑至肝肺胆经，治已万难；由肺经而延黑及心经，则膏肓已入；或黑注肾经，则真阴立绝矣。

十三、十二经及所属脏腑为何?

问:十二经阴阳所属脏腑?

肺手太阴,心手少阴,心包络手厥阴,<small>此脏即附于心。</small>小肠手太阳,三焦手少阳,大肠手阳明;脾足太阴,肾足少阴,肝足厥阴,膀胱足太阳,胆足少阳,胃足阳明。脏,五脏也。脏者,藏也。精藏于肾,神藏于心,魂藏于肝,魄藏于肺,志藏于脾。腑,六腑也。张仲景《金匮》论言:"人身脏腑中阴阳,脏者为阴,腑者为阳,心肝脾肺肾五脏皆为阴,胆胃大肠小肠膀胱三焦六腑皆为阳。"注云:五脏属里,藏精不泻故为阴;六腑属表,传化物而不藏,故为阳。

十二经手足顺推,先手后足,手太阴、手少阴、手厥阴、手太阳、手少阳、手阳明、足太阴、足少阴、足厥阴、足太阳、足少阳,足阳明是也。十二经阴阳逆转,先阳后阴,足太阳、足少阳、足阳明、足太阴、足少阴、足厥阴、手太阳、手少阳、手阳明、手太阴、手少阴、手厥阴是也。十二经络传度,由浅入深,起于太阳,止于厥阴,太阳、少阳、阳明、太阴、少阴、厥阴是也。此十二经顺推逆转传度说也。

十四、十二经及所属脏腑的相互联系是什么？

问：十二经所属部位，及各经受病时表里寒热虚实，何以分别？

膀胱足太阳属腑，水府也。张仲景云："太阳腑属表。"《素问》曰："州都之官，津液藏焉，肾气统焉。气化则能出入，气不化则水归大肠为泄泻出，气不化则闭塞下焦为水肿。"膀胱气化则小便利，伤寒传经之邪，每自膀胱入，一见头痛皮肤两胲发热等症，即宜散太阳表邪，毋使深入。膀胱有表证，亦有里证，感邪则左尺脉浮，寒则左尺脉沉迟，热则左尺脉数，实则左尺脉洪大，虚则左尺脉沉细。膀胱寒舌尖白，热舌尖赤，虚舌尖白嫩，实舌尖紫赤。

胆足少阳属腑，肝之腑也。肝主仁，仁者不忍，故以胆断而有勇。肝胆相异，何以相为腑？肝乃木之精，人怒则色青目张，是其效也。《素问》曰："胆者，中正之官，决断出焉。"居半表半里之交，与肝为表里，血气盛者胆壮，衰者胆怯。胆受邪即阴阳交战，寒热往来，故疟症不一，却不离乎少阳也。胆有表证，亦有里证。胆感表邪，左关脉必浮，舌边有不正色，寒则左关脉迟，热者弦数，虚者细软，实者洪。胆寒则舌右边白，热者舌右边黄赤口苦，虚者淡白，实者紫赤。

胃足阳明属腑，居中土，谷府也，司受化谷食，司受食物。《经》云："得谷者昌，失谷则亡。"胃者脾之腑，谷之委，故脾禀气于胃，其性与脾同而畏木侮。舌之中，牙之根，口唇四环交于人中，皆胃所属部位。胃为阳明，有经有腑，故有表证有里证。胃有表邪，右关脉必浮，舌中有浮涨。寒，右关脉沉迟，舌中苔白；热，右关脉洪数，唇红口臭，舌中红赤，或黄苔；虚，右关脉弱，舌中色淡白，唇亦白；实，右关脉必洪实，舌中紫赤，或有黄苔，刮之不净。

脾足太阴属脏，土脏也。脾主信，藏志，信生于土。脾在胃下，助胃气，主化谷食，后天之本也，下受命门之火，以蒸化谷食，上输谷食之液，以灌溉脏腑。脾土旺，则血气自壮。其性畏湿渍，畏火困，不偏寒热，则转运自强，与胃相表里。中焦、眼胞、鼻准、四肢，是脾所属部位。脾无表证，皆属于里。脾寒，右关脉必沉迟，舌中色白，或苔白；热，右关脉数，舌中红赤，或黄苔；虚，右关脉必细弱，舌中淡红带白；实，右关脉洪实，舌中红赤，或黄苔厚积腻。

肾足少阴属脏，肾主志，藏精，皆水之为也，天一之水，先天之本也。其体处腰左右，介其中者有命门火，蒸化谷食，名曰真阳。肾水充足，自多诞育，寿年永固。若好色过度，损竭肾水，即为阴虚之病。瞳神、下颏、两腰间，是肾所属部位。肾病皆属里征，无表证，亦无实证。肾热，左右尺脉必沉数，舌根有老黄苔或黑色；肾寒，左右尺脉沉迟，舌根无苔而色白；肾虚，左右尺

脉细弱，舌根与寒同色。_{虚寒本相连，无甚别也。}

肝足厥阴属脏，左三叶，右四叶，以胆为腑，附脊第九椎，为阳中少阳，通于春气。《素问》曰："肝者将军之官，谋虑出焉。东方木也，色属青，其性刚，赖血以养，最易动气作痛，其风又能上升而痛于头上。左颧、目眦、两胁以下及少腹阴囊，皆肝所属部位。肝无表证，并属于里。肝寒，左关脉沉迟，舌左边白；肝气，左关脉弦数，舌左边红赤，口苦；肝虚，左关脉弱，舌左边淡白；肝实，左关脉弦而洪，舌左边紫赤。

小肠手太阳属腑，受盛之官也，化物出焉。其上口即胃下口，水谷由此而入；其下口即大肠上口，此处分别清浊，俾水液注入膀胱，滓秽流入大肠。是腑中之有鉴别者，故与心相表里，脉附于膀胱而在左。小肠无表证，皆属于里。小肠寒，左尺脉迟，舌尖白；热，左尺脉数，舌尖红；虚，左尺脉弱，舌尖淡白；实，左尺脉洪弦，舌尖紫赤。

三焦手少阳属腑，人生三元之气，脏腑空虚处也。上焦心肺居之，中焦脾胃居之，下焦肝肾膀胱大小肠居之。其气总领脏腑营卫经络内外左右上下之气，三焦调和即为无病。三焦之病，即属诸脏腑，不别分表里也。

大肠手阳明属腑，肾阴之窍，传道之官，受事于脾胃，与肺金相表里。故肺气虚，则肠若坠，而气为之陷；肠液少，则肺亦燥，而鼻为之干。大肠口上接小肠，下通谷道，为诸脏泄气之门，启闭失职，则诸脏困而为病也。大肠无表症，皆属里。大肠寒，右尺脉沉迟，舌根白净；热者，多因肺经移热所致，右尺脉数，舌根黄而有腻；虚，右尺脉沉弱，舌根净而白滑；实者，胃移热实居多，右尺脉洪实，舌根黄而粗涩，或有钉刺苔腻。

肺手太阴属脏，金脏也，主藏魄。形如华盖，六叶两耳，凡八叶，附脊第三椎，配胸中，与大肠相表里，为阳中太阴，通于秋气。《素问》曰："肺者相傅之官，治节出焉。"为诸阳之首，声之出入，气之呼吸，皆肺司之。其性娇嫩，与火为仇，西方色宜白，酉金体畏燥。肾水充，则火不烁金；肺气旺，则年寿长永。眼白及右颊、鼻孔、咽喉，皆肺所属部位。肺有里证，亦有表证，肺主皮毛故也。肺若感邪在表，右寸脉必浮，皮毛感邪之浅者，多未见于舌。肺寒，外感居多，右寸脉迟，舌色无别；肺热，右寸脉数，舌尖面中红；肺虚，右寸脉细弱，舌尖面中淡白；肺实，右寸脉有力洪实，舌尖面中紫赤。

心手少阴属脏，火脏也。南方赤色心属火，人形之君，神明之主，得血以养之，能运慧思，用才智。胸下歧骨陷处、额上、手足心，皆心所辖部位。心无表证，均属于里。心寒，左寸脉迟，舌尖色白；热，左寸脉数，舌尖赤；虚，左寸脉弱，舌尖淡白；实，左寸脉弦而大。心之实，邪入之也，心不受邪，其受者包络耳，舌尖必紫赤。

心包络手厥阴属脏，《经》云："膻中是也。"与心相

附，居膈上，代君行事，臣使之官，喜乐出焉。包络之
病，即心部之病，可以该之，故言五脏六腑，包络附于
心脏也。

十五、十二经各种证候的表现和治法如何？

问：各经表里寒热虚实诸病状及诸治法？

表者，外也；里者，内也。膀胱为太阳腑，有表证
里证；肺主皮毛，有表证里证；胆为清虚之腑，居半表
半里之交，有表证里证；胃为阳明，有经有腑，有表证
里证；心及心包络、肝、脾、肾、大肠、小肠，皆属里
证，无表证；三焦之证，表里即属于脏腑。

表有寒邪，恶风恶寒，身热无汗，乍寒乍热，头晕，
目眩，脊强（上声）身疼，四肢酸软，两脸皮肤鼻气俱热，
或鼻塞或不塞，或咳嗽或不咳嗽，口不渴，舌白多水，
或有苔或无苔，不思饮食不等，六脉浮迟是也，治宜温
散表药。

表有热邪，恶风恶寒，身热无汗，乍寒乍热，头晕
目眩，脊强身痛，四肢困倦，两脸皮肤鼻气俱热，或鼻
塞或不塞，口渴口干，少水，舌黄舌赤，或有苔或无苔，
不思饮食不等，六脉浮数是也，治宜凉散表药。

表有虚证，畏风畏寒，腠理不固，动作汗出，周身
软倦，未热先热，未寒先寒，六气常侵，四时多病。口
味淡，汗出无常，舌色淡，必无苔，不能饮食，六脉浮

弱是也，治宜固表升提。

表有实证，不畏风寒，一身皮肤手足皆发热，或红赤或斑黄，或痒痛，或浮肿。舌黄，舌赤，口干，气热，六脉浮洪而数实是也，治宜凉散泻解之药。

膀胱为太阳腑，是表证第一关隘。舌或红黄白不等，左尺脉浮。其症为头痛者，头脑痛而连项脊也，宜加味香苏散，甚者加羌活、葱白；项脊强者，太阳经所过之地也，宜香苏散；身痛四肢拘急者，风伤卫气也，寒伤营血也，寒主收引也，寒者宜桂枝汤；身痛四肢拘急者，风伤气，热伤血，热则拘牵也，热者宜竹叶薄荷汤；发热者，腠理闭塞也，宜香苏散；恶寒无汗者，若风寒则用香苏散，风热则宜薄荷汤；喘嗽者，寒邪客于皮毛，肺气不得升降也，宜麻黄汤、止嗽散。若风热喘嗽者，则宜桑白石膏汤。

里有膀胱寒，舌尖色白，左尺脉沉迟。其症为冷淋者，寒气坚闭水道，肢冷喜热也，宜金匮肾气丸。

里有膀胱热，舌尖红赤，左尺脉数，其症为小便不通。渴则热在上焦，宜四苓散加山栀、黄芩；不渴则热在下焦，热人用白虎三黄汤加木通、车前、赤茯苓、泽泻；虚人用滋肾丸。膏淋者，滴液如膏也，宜萆薢分清饮；石淋者，下如沙石也，宜益元散加琥珀。小便脓血者，心气遗热于膀胱也，热人用白虎三黄汤加木通，虚人宜阿胶散。发狂者，伤寒热结膀胱，下焦蓄血，小腹硬满也，宜调胃承气汤。

里有膀胱虚，肾气不化也，舌尖色白而嫩，左尺脉细沉。其症为小便不禁者，气虚不能统摄也，宜十补汤。劳淋者，劳力辛苦，气血不化也，宜补中益气汤。

里有膀胱实，舌尖紫赤，左尺脉洪大。其症为气淋去，气滞水道阻塞，脐下胀痛也，宜假苏散；血淋者，蓄瘀茎中，割痛难忍也，宜生地四物汤，加红花、桃仁、花蕊石。关格者，溺闭而吐逆也，宜假苏散；膀胱气者，一名胞痹，气结膀胱，小腹热，涩于小便也，宜橘核丸。

肺有表证，邪在表，舌色如常，或黄白红不等，右寸脉浮。其症为身发热者，两脸热者，腠理闭也，宜香苏散；喷嚏鼻塞者，肺窍受邪也，宜二陈汤加苏叶、生姜；咳者，无痰而有声，气为邪遏也，宜桔梗前胡汤；嗽者，有声有痰，液已化痰也，宜止嗽散；喘者，风寒闭塞也，宜加味甘桔汤；畏风畏寒者，邪在皮毛也，宜香苏散；胸满闷痛者，气郁而胀也，宜加味甘桔汤；喉痛者，邪化火而内焰也，宜加味甘桔汤；鼻气燥者，邪化火而液干也，宜贝母瓜蒌散。伤暑风者，恶寒、头痛、烦渴，宜香薷饮加荆芥、秦艽；中时疫者，初头痛发热，渐呕恶、胸满，或胀闷、谵狂、唇焦、口渴，先宜香苏散，次宜神术散及治疫清凉散，如便闭则宜加大黄。

里有肺寒，舌之肺经色白，右寸脉迟。其症多外感为清涕者，寒搏其液也，宜二陈汤如苏梗；咳嗽者，金畏寒也，宜止嗽散，或姜、附、桂；恶寒者，阴忌其类也，宜香苏散；面色痿白者，寒伤正气也，宜六君子汤。

里有肺热，舌之肺经色黄赤，右寸脉数。其症为目赤者，火克金也，宜蒺藜、桑白、黄芩、黄连、菊花、连翘；鼻衄者，血热妄行也，宜犀角白虎汤，或三黄汤、茜根汤酌用；咽痛者，火逼咽道也，宜黄芩三钱，山豆根、甘草、桔梗各一钱，薄荷四分；吐血者，火动其血也，宜犀角石膏汤，或地黄汤加减；咳嗽浓痰者，火刑金而灼肺液也，宜黄芩知母汤；酒积鼻赤、鼻疮者，湿热内蒸也，宜黄芩清肺饮加葛花；龟胸者，肺热而胀也，宜白虎汤；小便不利者，火烁金而化源窒也，宜栀子、车前、木通；便血者，肺与大肠相表里，火迫血行也，宜芍药甘草汤加黄芩、丹皮、生地。

里有肺虚，舌之肺经必无苔，色淡，纹嫩，右寸脉细弱。其症为自汗者，气虚表不固也，宜八珍汤加黄芪、北五味；咳嗽者，肺虚不安也，宜五味异功散；气急者，金不生水，而虚火上炎也，宜知柏八味丸；咯血者，阴虚动心火也，宜犀角生地黄汤加生桑白、生荷叶；肺痿者，火刑金而叶焦也，宜五痿汤加天冬、百合，或人参燕窝百合汤；虚劳吐血者，火克金而成之症也，宜六味地黄汤滋水制火。

里有肺实，舌之肺经必有苔腻，右寸脉洪实，其症为气闭者，气壅塞气络而满闷也，宜加味甘桔汤；痰闭者，顽痰阻塞也，宜清膈煎；暑闭者，暑邪中肺而烦渴也，宜六一散加香薷、木通；水闭发喘者，胃经蓄水作肿而浸肺也，宜五皮饮；风闭者，风郁于肺而哮嗽也，宜麻黄汤；火闭者，火郁于肺而喘胀也，宜白虎汤加桑白、葶苈；咽疼者，诸闭皆能作火也，宜加味甘桔汤；右胁疼者，肝移热于肺也，宜黄芩三钱，栀子二钱，桑白、枳壳各一钱，生甘草五分；肺痈者，隐隐而疼，吐痰腥臭也，宜桔梗汤。

胆有表证，舌或红、黄、白不等，左关脉浮而弦。其症为头汗者，寒邪化火也，宜小柴胡汤加丹皮；寒热往来者，阴阳相争而为疟也，宜小柴胡汤。

里有胆寒，舌边白，右关脉迟。其症为精滑者，肢肿、食少、心虚、烦闷、坐卧不安，宜温胆汤；呕吐者，邪正相争也，宜小柴胡汤加藿香。

里有胆热，舌边或黄、赤、红，左关脉弦数。其症为口苦者，热在胆，胆汁泄也。兼有表证者，宜小柴胡汤；无表证者，宜龙胆草泻之。

里有胆虚，舌边淡白，左关脉细软，其症为惊悸者，心血不足以壮之也，宜安神定志丸；太息者，气虚也，宜四君子汤。

里有胆实，舌边或红、黄、紫，左关脉洪。其症为胸满者，邪气结聚也，宜小柴胡汤加枳壳；胁痛者，邪入胆经，布之胁下也，宜小柴胡汤加山栀、枳壳。

胃有表证，舌中或白、赤、黄不等，右关脉浮。伤寒邪入阳明经，其症为目疼头重，鼻干唇焦舌燥者，邪热作火也，宜葛根竹叶石膏汤酌用；面浮肿而痛者，感风也，宜葛根汤；斑疹者，邪热所化也，宜葛根汤加牛蒡子，甚者，犀角白虎汤或承气汤酌用。

里有胃寒，舌中白，唇亦白，右关脉沉迟。其症为胃脘痛者，肢冷气冷，绵绵不休，宜姜附汤加肉桂；吐蛔者，加用川椒、乌梅、炒川连、川楝子、焦术等品；呕吐者，食入复出也，宜平胃散加煨姜、砂仁；若胃热者则不同药。霍乱者，寒湿伤胃也，宜和胃饮；吞酸嗳腐者，寒不消食也，宜香砂二陈汤。

里有胃热，唇红，舌中红，或有黄苔、口臭，右关脉洪数。其症为三消者，燥热结聚也。口渴消水，而小便少为上消，宜二冬汤、承气汤、白虎汤酌用。消谷易饥，随食不饱，罕有大便，为中消。阴虚者，宜生地八物汤；实热者，宜大承气汤、白虎汤。口渴，小便如膏为下消。阴火者，宜六味地黄汤；阳火者，宜白虎汤，或加生大黄。嘈杂者，烦扰不安，口燥唇焦，阳火为患也，承气汤、三黄汤、白虎汤酌用；吐血者，胃火迫血妄行也，犀角白虎汤、承气汤酌用；齿痛者，阳明有余、少阴不足者，则宜玉女煎。阳明火盛者，则宜石膏、知母、黄芩、黄连、黄柏、甘草等药，如大便闭再加大黄。黄胖面肿者，湿热也，和平丸或大承气汤酌用；自汗者，热而蒸溽也，宜抽薪饮；舌黑燥渴者，胃火炽甚也，宜破格白虎汤、承气汤；发斑疹者，火郁而化也，初用葛根汤加牛蒡子以散之，次用犀角大青汤，甚则白虎汤、三黄汤、调胃承气汤；呃逆者，胃火上冲也，轻者宜安胃饮，甚者白虎汤、三黄汤、承气汤酌用；呕吐者，胃火上冲也，宜白虎汤、三黄汤；头痛，头筋扛起者，胃火上升也，轻者宜三仙丹，重者宜石膏、知母、葛根、赤芍、薄荷、甘草等药。

里有胃虚，其唇必白，舌中淡白，右关脉软弱。其症为吐者，土虚木侮也，宜香砂六君子汤加柴胡；噎膈者，胃脘干槁也。上脘槁，能饮水而食难进；下脘槁，食可入而久复出，宜四君子汤及启膈散合用。有郁者，宜逍遥散；不能食者，胃气虚而难受也，宜六君子汤；胃脘痛者，心悸怔忡喜按，宜归脾汤或四君子，加柴胡、木香；停滞者，土虚不化也，宜枳术丸；湿肿者，土不胜湿也，宜香砂六君子汤；痰者，土衰湿化也，宜六君子汤；嘈杂者，躁扰不安，得食暂已，气促食少，中虚夹痰也，宜五味异功散。

里有胃实，舌中有厚黄苔腻，右关脉沉实。按胸则疼，其症为结胸者，伤寒下早，邪热结聚也，宜小大陷胸汤；痞气者，脾之积在胃脘，腹大如盘，宜和中丸加厚朴；食积者，胀痛拒按也，宜保和丸；痰饮者，咳则喘痛，转侧有声，宜小半夏加茯苓汤；胸胀闷者，积滞也，宜保和丸；胸肿痛者，蓄血也，宜泽兰汤；便闭谵语发狂者，胃有燥矢也，宜大承气汤。

里有心寒，舌尖白，左寸脉迟。其症为暴痛，肢冷气逆，绵绵不休，寒气结也，宜姜、附、桂辛温药。

里有心热，火逼迫也，舌尖红赤，左寸脉数。其症为目痛赤肿，重舌，木舌，烦躁不得卧，多好梦，癫狂谵语，赤浊尿血不等，均心火盛也，宜凉心泻心之药。

里有心虚，血不足也，舌尖无血色，左寸脉弱。其症为惊悸者，惕惕然恐，神失守也，宜七福饮、秘旨安神丸。不得卧者，思虑太过，神不藏也；健忘者，心肾不交，神明不充也；虚痛者，似嘈似饥，心血亏也；怔忡者，气自下逆，心悸不安也；遗精者，或有形或无形，心肾不固也。皆宜补心血药。若实热之人，偶而遗泄者，火有余也，可以勿药。倘误服温补，必致召疾。

里有心实，邪入之也。心不受邪，其受者包络耳，舌尖紫赤，左寸脉弦而大。其症为气滞者，食胀怒冲，烦闷而作痛也。血痛者，血凝于中而有定处，转侧若刀针刺也；停饮者，干呕吐涎，气不舒也；痰迷者，顽痰壅闭，不省人事也；暑闭者，汗喘昏闷，神气乱也。皆宜泻心、降气、凉心、消导等药。

心包络见症，有手掌、足掌大热，心中大热，面黄目赤，心内踢动诸端，与治心之法同。

里有肝寒，舌边色白，左关脉沉迟。其症为小腹痛者，寒结下焦也，宜暖肝煎，奔豚丸；疝瘕者，阴囊疝气，寒气结聚也，宜橘核丸加吴茱萸、肉桂；热疝瘕则不同药。囊缩者，寒主敛故缩也，宜奔豚丸、四逆汤；热邪缩者则不同药。寒热往来者，寒邪化疟也，宜小柴胡汤。

里有肝热，舌边红赤或黄，左关脉弦数。其症为眩晕者，风热上升也，宜泻肝药；目赤肿痛者，风热入目也，宜菊花、黄连、蝉蜕、蒺藜、薄荷、赤芍、甘草；

口苦者，肝热而胆汁泄也，宜凉泻肝药。头痛者，火上
冲也；多恶梦者，肝郁热也；胁痛者，肝气郁也；均宜
凉泻肝药。瘰疬者，血燥筋急而生也，宜凉肝血药；聤
耳者，风热相搏，津液凝聚而痒痛也，宜柴胡、香附、
石菖蒲、贝母、荷叶等品；筋痿拘挛者，血郁热也，宜
黄芩、黄柏、知母、桑枝、栀子等药，宜加归身；疝瘕
者，热气结聚，阴囊疝气连肚筋亦痛也，宜黄连一钱，栀
子三钱，橘核一钱，甘草五分，厚朴六分，木通七分，若肝寒
者不同此药见上。舌卷囊缩者，邪入厥阴血涸也，宜大承
气汤急下；肝寒则不同药见前。小便不禁者，肝气热阴挺失
职也，宜逍遥散。

　　里有肝虚，肾水不能涵木而血少也，舌边淡白，左
关脉弱。其症为胁痛者，血不营筋也，宜四物汤；头眩
者，血虚风动也，宜逍遥散；目干者，水不养目也，宜
六味地黄丸；眉棱骨眼眶痛者，肝血虚也，宜逍遥散；
心悸者，血少而虚火煽也，宜七福饮；口渴者，血虚液
燥也，宜甘露饮；烦躁发热者，虚火亢也，宜六味地
黄丸。

　　里有肝实，气与内风充之也，舌边紫蓝，左关脉弦
而洪。其症为左胁痛者，肝气不和也；头痛者，风热也。
均宜凉泻肝气药。腹痛者，肝木乘脾土也，宜芍药甘草
汤；小腹痛者，癥瘕之气聚也，宜奔豚丸；如热者，宜去桂
附。积聚者；肝积在左胁下，名曰肥气，宜和中丸加柴
胡、鳖甲、青皮、莪术；疝气者，气结聚于下也，宜橘

核丸；咳嗽者，木火刑金也，宜栀子一钱，黄芩三钱，桑
白、花粉各二钱，桔梗、知母各一钱，前胡、甘草各五分；
泄泻者，木旺克土也，宜四君子加柴胡、木香；呕吐者，
木火凌胃也，宜二陈汤加炒黄连；呃逆者，气郁火冲也，
宜石膏、知母、栀子、黄芩、黄连、竹茹等药。

　　里有脾寒，舌中白色，白苔，右关脉沉迟。其症为
呕吐者，食不消而反胃也，宜平胃散；泄泻者，火失职
也，宜六君子汤加炮姜；白痢者，积寒伤气也，宜六君
子汤加木香；腹痛绵绵不减者，宜香砂理中汤；如夹食
拒按者，宜木香、厚朴；身痛者，拘急为风也，重坠为
湿也，风宜香苏散，湿宜苍白二陈汤；黄疸者，土为湿
制，有阴寒之象，薰黄色暗也，宜茵陈五苓散；湿肿者，
不烦渴而喜热，宜五苓散；肢冷者，阳气不营于四肢也，
宜附子理中汤；厥脱者，气衰火息也，宜附子理中汤、
十全大补汤。

　　里有脾热，舌中苔薄而黄，唇赤，右关脉数。其症
为热吐者，食不入，食即吐也，宜竹茹、黄连、石膏、
知母、黄柏、厚朴等药；流涎者，睡中出沫，脾热蒸湿
也，宜黄芩、白芍、甘草；洞泻者，暑湿胜土，一泄如
注也，宜四苓散、益元散。泻如蟹渤者，暑湿内搏也，
宜黄芩芍药汤；泻赤白痢者，暑热伤血也，葛根治痢散、
治痢奇方、治痢便方酌用。腹痛者，乍作乍止，脾气热
也，宜黄芩、厚朴、枳壳。即三仙丹。眼胞赤肿痛者，脾
火上升也，宜大黄、黄芩、朴硝；酒黄疸者，酒湿积也，

宜加味枳术汤加茵陈、葛根；眩晕者，酒湿生热上蒸也，宜葛花清脾汤；阳黄疸者，皮黄有光，目与小便皆黄，热湿驻也，宜栀子、黄柏、茵陈、大黄、黄芩、木通、泽泻等药；一睡即梦，醒后又梦，梦无已期者，脾热郁也，宜大黄、黄芩、黄连、黄柏、朴硝、厚朴、枳实等药。

里有脾虚，舌中无苔，色嫩而淡白，右关脉细软而弱。其症为呕吐者，中寒也，宜六君子汤加煨姜；泄泻者，土不胜湿也，宜五味异功散加木香；虚寒泻痢，粪水白色，来之无势，而冷冻不能自禁者，脾败也，宜附子理中汤；久痢者，气虚下陷也，宜补中益气汤；腹痛者，肝木乘脾也，宜芍药甘草汤加木香；四肢软弱者，脾属肢也，宜五味异功散；发肿者，皮不亮，手按成窟，宜补中益气汤去升、柴；饥瘦形弱者，脾主肌肉，脾虚故瘦也，宜十全大补汤；鼓胀者，空中无物，气虚也，宜六君子汤；脾实热者不同药。恶寒者，阳虚不达于表也，宜附子理中汤；自汗者，表虚不摄也，宜五味异功散加黄芪、北五味；喘者，土不生金也，宜五味异功散加北五味、牛膝；积滞不消者，化谷无力也，宜六君子汤加谷芽、砂仁、肉桂；饮食化痰者，土不胜湿也，宜六君子汤；脱肛者，气虚下陷也，宜补中益气汤；肠血者，脾不统血也，宜归芍六君子汤。

里有脾实，舌中必厚苔腻，右关脉洪实。其症为气积者，气郁发闷也，宜沉香降气丸；血积者，蓄血作痛如刺有定处也，宜泽兰汤；食积者，坚滞胀闷也，宜大和中饮；痞积者，血滞成痞，癥瘕痰癖可按也，宜太无神功散、和中丸；虫积者，湿热所化也，唇内有白点，幼儿尤多，宜化虫丸加减；泻痢粪水，来势急，而混热不能久忍者，实热逼也，宜专用生大黄；虫胀者，中实有物，非虫即血也，宜和中丸；腹痛者，中有滞也，宜厚朴、山楂、麦芽、枳壳、砂仁等药。不能食而停膈者，脾实不消化也，宜大承气汤。

里有肾寒，肾虚故也，舌根色白，左右尺脉迟沉。其症为命门火衰者，虚象百出，宜左归饮、右归饮；鸡鸣泄泻者，肾虚也，宜加味七神丸；蜷卧厥冷者，火衰也，宜右归饮、理中汤。

里有肾热，天一之水将涸也，伤寒邪传少阴经者有之，杂症罕见。或热人误服温补，燥伤脾肺胃，移热逼肾所致。舌根色黄有苔，或舌黑无液，左右尺脉沉数，或浮而空。其症为口渴咽干者，水将涸也，惟大承气汤，不次急投，可以救之。目不明者，目无血养也，宜知柏八味丸；小便不利者，水少也，宜滋肾丸；小便浊者，湿热结于下焦也，宜萆薢分清饮；小便出血者，肾水热也，宜生地黄汤；大便秘结者，液涸也，宜大承气汤。

里有肾虚，肾主虚也，舌根无苔而色淡白，左右尺脉弱而微。其症为头痛者，血不能充髓海也，宜六味地黄丸；耳鸣者，血虚火旺也，宜六味地黄丸加牛膝、知母；耳聋者，虚闭也，宜六味地黄丸加石菖蒲或加远志；

盗汗者，虚热也，宜六味地黄丸、八珍汤，加黄芪、北五味；夜热者，虚火也，宜四物汤加丹皮、地骨皮、青蒿。有误服温补药，燥伤肾阴者，如未成虚劳证，看其舌脉尚能任药，则用破格白虎三黄承气汤等，凉泻肝肺脾胃之阳火，即可以救肾阴，不使虚劳成证；若已成虚劳者，则宜生地、玉竹、麦冬等药，滋水制火。咳嗽者，虚火烁肺金而伤及肾也，宜六味地黄丸加桑白；喘者，水亏火炎也，宜知柏八味丸；腰痛者，水不足也，宜六味地黄丸加杜仲、续断，腿酸足软者，血不营筋也，宜十全大补汤；目视无光者，水不足也，宜六味地黄汤；大便结者，血虚液枯也，宜六味地黄丸；小便不禁者，肾气不约也，宜十全大补汤。

里无肾实证。

里有大肠寒，舌根色白，右尺脉沉迟。其症为久痢者，腹绵绵痛，积寒在脏也，宜附子理中汤，或鸦胆子包粉团吞之；便血者，血冷失调，寒在肠也，宜附子理中汤加芎䓖。

里有大肠热，肺经移热居多，舌根黄有苔腻，右尺脉数。其症为便血，口燥唇焦，热在肠也，宜生石膏二两，生知母、生大黄、槐花、黄芩各三钱，黄柏二钱，黄连、甘草各一钱，赤芍一钱半；肠风者，脏腑有热，风邪乘之，故下血而腹不痛也，宜清魂散；脱肛者，肠有火，则脱出难收，肿而痛也，宜三黄解毒汤，加知母、荷叶。

里有大肠虚，气虚也，舌根白净无苔，右尺脉沉弱。

其症为久痢者，气血不足也，宜归脾汤、十全大补汤、补中益气汤酌用；脱肛者，气虚下陷也，宜补中益气汤加荷叶。

里有大肠实，胃实移热也，舌根有厚苔腻，右尺脉洪实。其症为实热结者，粪如确石，或热结旁流，泻痢清水药水，均无粪渣也，宜大承气汤重用芒硝；便闭者，实火闭也，宜小承气汤、大承气汤；脏毒者，肠胃不清，下如鱼肠如豆汁也，宜芍药甘草汤；燥渴谵语发狂者，燥矢不出也，宜小承气汤、大承气汤。

里有小肠寒，舌尖白色，左尺脉迟。其症为咳嗽失气者，宜止嗽散加芍药。

里有小肠热，舌尖红赤，左尺脉数。其症为溺涩、溺短者，湿热壅滞也，宜导赤散。

里有小肠虚，舌尖淡白，左尺脉细软。其症为溺赤短者，水不胜火也，宜生地黄汤；腰疼者，水不足也，宜六味地黄丸。

里有小肠实，舌尖紫赤，左尺脉洪弦。其症为小肠气者，气滞下焦，脐下转痛矢气，则疝也，宜橘核丸；交肠者，阴阳搏逆，大小肠交也，即交肠肚痛症。宜五苓散。

三焦之证，附属脏腑，即因而治之。

十六、伤寒汗吐下三法的应用和传变如何？

问：伤寒汗、吐、下三法，及他病有无传经之事？

治外感邪病，不外汗、吐、下三法。邪在三阳时，或汗或吐，均能使出，邪在半表半里，仍当散表防里，用和解之剂。勿遽用下药，致引入阴分。若邪已入三阴，下之宜速，非下则邪无从出。伤寒治法，详仲景《伤寒论》。古书不可不看，亦不可拘泥，仲景记其当时所疗，适有此病状，非预拟一书，谓天下后世之病悉遵此范围也。是故伤寒传变及传经之时日次序，有有定者，有无定者；有传之极速者，有越经而传者，有直中某经者。若必执古书之时日次序以论，鲜不遗误矣。《内经》曰：五脏受气于其所生，传之于其所胜，五脏相通，移皆有次。然其猝发者，不必治于传，或其传化，有不以次。见玉机真脏论。此轩岐论传经之病，何尝拘定时日次序，亦何尝专指伤寒乎？余家传祖训，病之侵入由于风气。凡伤风寒，或伤风热，伤暑热，伤暑湿，伤瘟疫，无不传经。其传变之时日次序，亦皆无定。辨病浅深，悉凭舌色。其治法譬如伤风热者，初病则用凉散轻表药，必不可拘执治伤寒之温表药，而妄投桂枝麻黄也。余皆参考舌脉，审明表里寒热，当发表，当和解，当攻里，见机投药，可以意会，难以言尽。

十七、怎样辨真假表里寒热虚实证？

问：时医辨证予明，为害甚烈，请将表里寒热虚实真假，易于混淆之证剖析大概。

面色青缎，色不正如绀红色。专是里证无表证。目睛红赤，热伤肝脾肺真证，亦有感风表证。舌中黑，牙床乌，专是热伤胃烂证。口唇皮红焦裂，专是胃热证。舌苔干燥，粗涩焦裂，均是里热阳盛伤阴证，皆属实证，亦有邪证。牙齿枯，有热证、虚证、实证，无表证、寒证。鼻孔干，有表证、热证，无寒证。手足抽搐，有寒证，寒主收引也。亦有热极假寒证。鱼目反张，多是虚绝证。仲景云："实热假虚，常有此证。"唇舌缩，耳鼻歙，即收缩上也。目昏暗，目定形，牙脚干，皆十二经之绝证。某经绝，则某经之脉先散，或其经先无脉，舌多见黑色，或紫暗色而无津，皆与脉相应者为真绝证，言归于命，无有治法。亦有实热证，或服药不对，逼伤真阴，谓之盛盛伤阴证，亦谓之热极假绝证，尚可治，全凭舌脉参判。癫狂咬人骂人者，有风邪表证，有实热里证，无虚寒证。昏乱谵语者，表邪传阳朋胃腑证有之，里实郁热证亦有之。隐隐默语，听不清楚，似类谵语者，惟虚证有之，舌脉定不同。通身发热，面带红色，不能穿衣盖被，夜不能眠，口渴消水，舌苔黄，脉数者，实热证也，当用大寒凉药。周身发热，不能穿衣盖被，夜不能寐，口渴，

不消水，舌白滑无苔者，虚寒证也，真寒假热证也，当
用大温补药。手足厥冷如冰冻者，或欲烤火者，寒热虚
实证均有之。寒深厥亦深，热深厥亦深，虚深名为脱，
实深厥亦深。深者，自手指冻冷厥至臂弯，足指冻冷厥
至膝。若厥过腿膝之上，则名大厥证，辨准寒热实，以
大药治之方能救。如虚脱证，以温补救。病重人常呼亲
念旧，自呼其名，自言心烦，身惫，常恐垂危，见亲朋
即为遗嘱语者。此等证，多是真热假寒，实热逼里。医
者不辨舌脉，妄以温补药填满其实，逼迫其热，盛盛其
里之所致。如舌未全黑者，脉尚有至数，或见伏者，闻
其呼己呼朋遗嘱，语未甚错乱者，是阴阳未绝也。此时
惟宜用大承气急下以救真阴，用大白虎急投以救真阳，
补偏救弊，可以复生。若误投温补药，及白芍、防风等
表里相战药，是速其亡也。此证亦有虚寒者，以舌为凭。
热者舌必黄苔厚腻，或赤紫色，或焦而老黄色，或焦而粗黑色，或皲裂、
燥干、口臭不等。凡真热假寒，实热逼里证，断无舌无苔而白滑者。若舌
无苔，白滑多水而淡净，则是寒证。细心认之，极分明也。至言诊脉当病
危时，血气偏甚，势将欲脱，或洪而似浮，或数而似紧，或沉而似弱，或
伏而似代，或革而似牢，或促而似散不等。张长沙云：疑似在毫发，存亡
在指尖，指尖如莫辨，凭舌对心兼，寒热若能判，泻子救母先。此等真假
证，世间混淆误人不少。重病人有患吐证者，食米吐米，饮水
吐水，服药吐药，食入即吐，刻不能留，此是胃经偏伤
之证。胃寒极不进谷食，不化谷食；胃热极亦不进谷食，
不藏谷食。此张长沙解胃围谷食之说也。吐证虚寒者，

口不渴，全舌白滑多水，六脉迟弱，以温补姜、桂等药治之。从吐后连进三次，必能止吐，否则寒气内结，药不胜病，吐亦不止。吐证实热者，口极渴消水，全舌红，或黄，或黑，或干燥，或厚腻伸不出，六脉沉数，以寒凉川连、石膏等药治之。亦从吐后连进三次，每次用药一服。当可止吐，否则热气逼胃，药不胜症，吐亦不止。重病人有患泻者，食入即泻，刻不能留，此脾胃偏伤之证。偏寒者，舌中淡白，或有白滑薄浮涨，或白净无苔不等，右关脉必迟而弦。脾寒极则不能转输谷食，土受湿渍，则土力衰，脾与胃相表里，胃极寒脾更无依，所以食入必泻也。治寒者以姜、附、桂为君，芪、术、参、苓、芍、草温补等药佐之，脾胃偏热者，舌中苔黄，或无苔而紫红，或有厚黄苔，芒刺积腻，干焦或黑色不等，右关脉必沉数。脾热极则不能输谷食之液，以溉脏腑，反引胃气之热，胃火逼迫不及传送而出，所以即食即泻也。治热者以大黄、石膏为君，芩、连、知、柏等寒凉药佐之。以上吐泻证，举寒热易混重病者言。辨准寒热，药宜不次速投，以效为止。若计较而行，水已就下，徘徊而救，楼已上烧。明其理者，十能救十；不明其理者，十不救一。有吐泻交作证，霍乱者，全舌有白浮涨，六脉紧或伏，以藿香正气散治之。寒者全舌苔白，六脉迟，以热药治，藿香、姜、桂、附、芩、术等品也；热者全舌黄，六脉数，以芩、连、知、柏、白茯、木通、车前等凉药治之；虚者全舌淡白，六脉弱，以芪、术、参、茸、茯苓等温补之；实者全舌紫红；或苔厚腻，六脉沉实，治宜通因通用，以大黄、枳实、厚朴等药下之。有口吐白沫、痰多白泡等症，吐水出喉时，有水冻冰凉之象，饮水以极热为快者，无识者概指为冷痰。然寒证如此，真热假寒证亦如此。寒者全舌痿白，六脉迟弱；热者全舌红赤，或黄苔干焦黑色不等，须审明施治。虚者实者无此症。有气痛证，心肝肺胃肾均有之，凭舌脉参判寒热虚实，专经调理，气行则痛止，惟虚者当补气。有肚痛证，虚痛者，隐隐绵绵作痛，喜以手按之，似略好者，以四君子汤治之。或加香砂即六君子汤也。寒痛者，陡然发作，腹内鼓鼓有声，势不能忍，按之亦似稍安，以姜、桂、附、陈、半、川朴、春砂、藿香、木香等药治之；热痛者，亦忽然而发，腹内有声难忍，惟必拒按，以黄芩、枳壳、厚朴等药治之；实痛者，发之亦骤，腹内沉沉作势，一时极痛，一时又止，亦必拒按，治以大黄、黄芩、厚朴、枳实、山楂等药，行气消导。其时痛时止者，寒热实均相同，虚痛则否，皆于舌脉参判。惟痛证甚者，脉或伏或乱，殊难分别，专以舌辨寒热虚实，亦可了然。若夏秋暴痛，多为霍乱，以藿香、砂仁、厚朴、白茯、紫苏、陈皮、半夏、木香等药治之。正气散内，原有白术、桔梗、白芷、炙草四味，可以不用。或因食物偶滞肚腹作痛者，以楂肉、麦芽、厚朴、枳壳、神曲等消导之。有浮肿证，男子自上肿下谓之顺，自下肿上谓之逆，女人顺逆与男子相反，拘书多言难治。张太守云："阳与阴本不同。"理固如此。而论治，则察其起于某经，即以初起之经，究分寒热虚实治之，不必群于顺逆之说，所谓正本清源之治也。肿在四肢者，起自脾经，肿之皮不发亮，指按成窟，许久不起，重按至底，毫无应痛者，虚寒湿肿也。全舌淡白，或有白水浮胀，六脉迟弱而濡滑，肿之皮光亮，如鹅喉吹胀，或肉中隐有红色，指按不成窟，随手即起，轻按之似鼓皮形，重按之至骨隐隐作痛者，实热湿肿也。全舌红紫，或有黄苔，有罅裂，舌根多腻，六脉洪数，右关脉或更数而沉实。张太守云："肿证以指按之成窟者多，不成窟者少，虚寒湿也；不成窟者多，成窟者少，实热湿也。"以多者论，不以少者论。盖病多诈伪，真假宜分，其多成窟者，乃真虚寒湿证，其少不成窟者，乃假实热证也；其多不成窟者，乃真实热湿证，其少有成窟者，乃假虚寒湿也。然必自脾胃经起，而延及别经，宜分别真假，专经调治。如脾虚寒湿肿者，以四君子或六君子汤均白术为君，茯苓为臣，参草为佐使。或补中益气汤去升、柴加茯苓治之；如脾实热湿肿，以承气加木通汤，或白虎加车前汤，或将军驻防汤，或二味泻脾汤、冬瓜老鸭汤是也。知柏泽泻汤、三黄泻湿汤，或专用或兼用治之。脾经独虚发肿者，皮必不亮，手轻按即成窟，许久不起，舌中淡白，右关脉必弱濡而带滑，以补中益气汤去升、柴，重用白术加茯苓治之；脾经独湿发肿者，以手轻按极似水软，指到即下，随指即起，皮以发亮，口不渴，舌中有白水涨，右关脉濡滑，俗名发水肿，以五苓散治之猪苓、茯苓、白术、泽泻、肉桂也。脾热眼胞肿疼者，柴苓煎治之，胃表邪面浮肿痛者，葛根汤治之；胃热面黄胖肿者湿气也，和中丸治之；胃虚有湿肿，皮色不亮，指轻按即成窟，久而不起者，土不胜湿也。舌中淡白有水涨，右关脉弱濡，以香砂六君子汤治之。胃实有水肿，胸腹先肿后喘，或肿而不喘，胃经蓄水也。皮带光亮，手按似水软，手起随起，舌中有黄苔白腻浮胀，右关脉沉实，以五皮饮治之，甚则用金匮肾气丸治之。有脾胃虚寒，土不能制水，上泛而肢体浮肿者，口不渴，舌中色白，右关脉迟弱，大小便通利，名为阴水泛肿，以实脾饮治之。有表里齐感六气之暑湿者，旬日间一身遍肿，口渴，全舌浮涨腻，六脉沉数，大小便秘，名为阳水肿，以疏凿饮治之。有脾经肝经俱实热而夹湿者，发为遍身肿胀病，其症面赤口渴，舌苔芒刺黄黑，气粗喘，腹坚硬，坐落大声而呼，陡然起，徒然下，皮肿胀欲裂，似见水形，日夜不能眠，脉极数而濡，大小便壅塞，此名阳水肿胀证，以河车舟车丸治之。更有遍身浮肿，恶风而不大发热者，风水表证也。六脉俱浮，口不渴，汗自出，《经》曰："肝肾并沉为石水，并浮为风水。"水在皮肤，故脉浮，里无热，故不渴。病本于风，故汗出恶风，无大热者，热未尽退也，将《金匮》越婢汤分作二十分剂治之。舟车丸、越婢汤、疏凿饮子三方均极猛烈，不可轻用。若病证确对而用，则药虽重有病当之也。有病衄证，伤寒表邪有之，肺血热妄行亦有之；有目流血证，肝热者患之；有吐血咯血证，心肝肺脾胃各经血热，多患吐血，亦有咯血者；吐血如泉之涌，全血如痰，咯血则腥气先来，血随痰出。五经血虚，不能归经，及阴虚伤损者，亦患咯血，惟肾经之血名咳血。治血证者，均凭舌与脉分判各经之病，审明或虚或热，某经有热，即凉某经，不必拘拘于见血治血也。病证之真假不一，差以毫厘，谬以千里，辨证最宜谨慎。兹第举数证以发凡耳，当多读古书，以祛偏执臆见之弊。

卷二

十八、虚劳以滋补法治疗不愈的原因是什么？

问：内伤虚劳，医家辄以滋补为事，而痊者甚少，岂滋补无益欤，抑别有他法欤？

虚劳为百病中之大病，病入膏肓无救药，人所共知也。大病必须大药，以药解药，人未必尽知也。家训云："虚劳证非先天生成。多属后天所误。"其始半由于外感热邪在肺，作咳作嗽，偶见痰血，庸医不分表里寒热虚实，见痰治痰，见血治血，概以陈半止嗽散、地黄汤、北五味、贝母等药为主，日服而咳嗽日甚，肺金日伤，肾水日枯，肾火日炽，上灼于肺，虚劳成矣。治此等证，<small>指咳嗽误服药而成者。</small>惟察看全舌，伤在某经，<small>详卷一。</small>六脉损在某经，问其病源药食，究误于某经某药，治法无非专经救经，以药解药，必大清肺胃泻脾火，乃可救肾阴，一定之理也。更有思虑忧深，色欲过度，目力劳极，神气不藏，肝伤于郁，心火上炎，骨蒸内热，日晡恒烧，肾水干，肺全痿而虚劳成。此七情之病，难以药力为功，全凭节制在己，无容求救于人，养身者宜慎之！<small>多欲者夭，求仙者愚，若求不死，除非不生，身之生，即死之坯也。修身俟命，儒者</small>

之道，斯世可喜可羡之端，皆是身外浮物；好名好利好色，争长争气争胜，憧憧扰扰，伐性戕生，甚无谓也。

又有生质瘦弱，脏腑原是实热，而自知未明，偶因六气火侵，精神困倦，肢厥畏寒，衄血吐血，咳嗽多痰，必遍访良医，急求疗救，一闻补药，不胜欣喜。庸医于病源不究实虚，但知补药为补，不知补药为毒：一见形瘦神困者，即作为气血虚亏，必重用参、芪、茸、术等药，大补阳虚；一见肢厥畏寒者，即作为虚寒已甚，必重用附、桂、姜、芪，大温营卫；一见吐血、衄血者，即作为阴虚亏损，必用六味地黄汤，重加天麦冬，大补阴亏；一见咳嗽痰多者，即作为肺气寒闭，必急用麻黄桂枝、二陈等汤，大燥肺金。抄集古方，自以为是。不知实热之人，投以补阳温卫药，则毒在益热伤阴；投以滋阴填补药，则毒在引热入阴；投以温散药，则毒在燥热损阴，阴伤阴损，不成虚劳者几希！夫起病不尽由虚，而瘦人大半多火，愿有识者，勿为庸医所误。尝考医书中言治虚劳之法，无非以地黄汤滋腻益热，作为能补真阴，又以禁绝女色，指为能保真阴，千手雷同，罕有明征。世之患虚劳而延龄者，曾有几人？盖虚劳既成者，杨绍基《传薪集》云："其胸膈膏肓中，必有凝结郁血一块，方横一寸五宽，膈塞满后，肺胃必烂，白虫生焉，虽有华佗，何能破腹而易其肺胃乎？"诸书谓治虚劳有独得之秘，余谓其必无独得之秘，所幸能治疗者，乃貌似虚劳，非真虚劳也。

十九、虚劳有效的治疗方法是什么？

问：诸家补阳补阴，滋阴降火之法，既不能治真虚劳，先生果有独得之秘乎？

某尝读《传薪集》，知杨绍基之论治虚劳，深得仲景薪传。杨绍基曾患虚劳而未成证，寿八十有一。基云：凡内伤虚劳亦里证也，或因六气风暑燥湿寒热也。七情喜怒忧思悲恐惊也。阴亏阳亢，温燥填补，指误服药。劳心劳力，跌扑而伤里。内伤既不一，调治亦不可执一，可知不能专执一治劳之方。宜究其所由，察其所因，有内因，有外因。有不内外因，顺治勿逆施，如水就下，如解倒悬，治其病必对其病，平其情不拂其情，治平之道得矣。治法与方脉同，不必别立虚劳治法。

二十、虚劳是否有不必绝女色的说法？

问：虚劳不绝女色，亦有说乎？

晋平公问医和曰："女不可近乎？"对曰："节之。"节者节制，非绝之谓也。后世医书多云治虚劳以禁绝女色为要务，人云亦云，未解何义。独杨绍基曰："女色者，七情中之思也。"人有七情之病，喜怒忧思悲恐惊，何一不足以动情？若但于一思禁之，得毋禁其一，不禁其六乎？且夫妇乾坤阴阳之道，孤阴不生，独阳不长，害何有焉！苟因病属虚劳，强使相离，悲忧倍甚，内本未伤，激其情则内伤尤甚。所贵平其情而使思得其正，遂其情而使乐而不淫，治七情之虚劳，述此可以类推。家传遵此集救活多人，确有明征。

二十一、杨绍基和他所著医书的情况怎样？

问：杨绍基《传薪集》世所罕有，遍翻各医书，未见绍基之名，绍基不知何许人？所编医书若干卷？

杨绍基者，东汉人，长沙太守张仲景之婿也。学医于仲景，记其师说，有《传薪集》八十卷、《仲景秘传》五十卷、《金匮玉函》三十卷、《长沙医案》二十卷、《伤寒论》二十卷，共二百卷，名曰《仲景全书》。又仲景所述《神农本草》，即梁陶宏景增修，明李时珍《纲目》所称《本经》者也。晚年悔之，重著《神农尝毒经》一百卷。此二书家六世祖于明季得之某良医，系旧刊本，累世守此书以治人多效。某曾于广西贺县书肆中见有此书，非无流传者也。

二十二、《传薪集》怎样治内伤虚劳？

问：《传薪集》等书，实难购求，书中所言治内伤虚劳之法，愿闻其略。

忆其大旨，厥有数端：

一、内伤虚劳将成未成者，咳嗽白痰如泉涌出。热气内冲，咳不自禁，唾脓唾血，夜不能眠，脊背胀痛，脑后发热，舌燥唇焦，日晡申刻也。面红耳热，子午寒热作泛。舌苔黑，牙床乌，肺胃将烂。起坐咳疏，落枕咳甚，面浮肢肿，大肉脱落，性多烦躁，肉内血热，热无定处，宜以《传薪集》平阳清里汤、雪白生石膏四两，暹犀角尖三钱，生知母去毛三钱，黄芩三钱，黄连一钱五分，黄柏二钱五分，羚羊角二钱，生甘草一钱。凉补肺胃汤生石膏八两，暹犀角尖四钱，肥知母四钱，生甘草一钱，生竹茹三钱，生桑白三钱。治之。大小便不利者，用泻里承气汤。锦文大黄三钱五分，芒硝三钱二分，陈厚朴一钱一分，生枳实一钱六分。舌黄有苔，六脉数沉，或洪实，凡实热证均宜此方。若舌白无苔，六脉迟弱者，是虚寒也。虚寒断无此证，亦必不可用此药，宜明辨之。

二、内伤虚劳已成证者，宜六味地黄汤，或加天冬、麦冬、元参、沙参、玉竹等药滋补之，余无别法。

三、内伤虚劳不禁绝女色者，不令夫妇久离耳，非谓可以纵欲也。取阴阳和、百物生之义也。阴虚火亢之人，欲心最重，若不得阴阳相济，忧思日郁，阳亢日深，肾气日伤，心血日耗，劳伤愈甚。常有男子过长不娶，女子过长不嫁，贞洁自守，求之不得，寤寐思服，久之而七情之内伤成矣。夫妇者，阴阳之道，非徒无损，其实有益。观于天地阴升阳降之奇，即可知燮理阴阳之妙，强为禁绝，非中庸之道也。杨绍基云：凡治内伤证也有夫妇者，看男人之病，伤在某经，专经调理，以补偏救弊；又看妇人之血气，某经不和，亦专经调理，不使偏旺，令其血气能有益于其夫之病者为是。如夫瘦弱而妇性热者，可以凉药治其妇。设病人体属偏阳，其妻气血偏阴，大相宜也；若两皆偏阳，当两平其阳，自无不宜；如故肆其欲者，是自戕之道，女色又不可不禁矣。总之，逸则思淫，人能昼动于事，自然夜倦而安，尤养生要旨也。

四、内伤为里证之通名，不尽属虚劳，用药各有宜忌，世人专指内伤为虚劳者，非也。

二十三、内伤病怎样辨证治疗？

问：然则内伤之分别若何，药之宜忌若何？

《仲景秘传》所载治内伤证有三类，别之如下：

曰虚寒内伤二十症。肺寒肺痿，咳嗽白水有痰无丝，中寒嗳酸，胃寒呕吐泄泻，舌白口淡，饮食不进，寒水停胸，咳嗽声重，有水，喘气欲绝，唇舌痿白，肢软气急，陡然不省人事，四肢厥逆，唇白面白，气喘痰涌，不能休息，肚痛泄泻无度，无端汗出不止，头晕目昏，无身热，寒气下坠腰不伸，陡然阳缩，陡然血脱，陡然气脱，脱肛气坠，腿酸足软，血不营筋，倦卧厥冷。以上各症，舌必白而无苔，六脉迟弱，辨准舌脉为虚寒者，宜用参、苓、术、草、姜、桂、附、陈、半等药，可以调治。忌用石膏、芩、连、知母、黄柏、大黄、芒硝等药，误服不治。

曰阳火内伤二十症。肺胃伤烂，吐脓吐血，咳嗽白痰，咳嗽脓血，热气上冲，干咳无痰，湿咳多痰，胸膈咽塞，后枕烧热，脊背强痛，衄血混烫，日不能睡，夜不能睡，落枕喘咳欲绝，肺胃内伤热甚，气喘不休，舌中黑，牙床乌，牙关紧，牙齿痛，牙床肿，舌干焦裂黄黑，头足发肿气急，大便艰，小便涩，以上各症，舌必红赤，有黄苔厚腻，六脉必数实沉洪，或伏代不等。辨准舌脉为实热者，是阳火偏旺，而阴尚未亏也，宜用石膏、知母、黄芩、黄连、黄柏、大黄、芒硝等药清火救阴，可以调治。忌人参、燕窝、芪、术、熟地、枸杞、桂、姜、附、星、夏、藿香、砂仁、陈皮、芥子等药，误服不治。

曰阴火内伤二十症。肺金火克，日晡面红耳热，吐脓、吐血，咳嗽白痰，咳嗽脓血，热气上冲，干咳无痰，湿咳多痰，胸膈胀闷，后枕烧热，脊痛强痛，肺虚内伤，气喘不休，全舌绛色无苔，日晡烧热，至子乃退，双目干枯不润，手足掌心阴热有泛，面容枯槁无光。以上各症舌均无苔，缘真阴已伤，不能显苔矣。其舌或绛色，或淡色而带浅蓝，六脉弦洪数，宜用干熟地黄、五味子、玉竹、沙参、地骨皮、丹、泽、淮山等药，可以调治。忌参、芪、姜、桂、附、陈、半、枣仁、胡椒、芥子等药，误服不治。

二十四、阳火、阴火在生成上有什么关系？

问：阳火既经偏旺，何以阴不亏，安得将阳火阴火剖而为二乎？

所谓阳偏旺阴不亏者，言偶偏则未亏，非言极偏而不亏也。人身一小天地，阴阳平则万病息。如脉四至而近五数，舌正红明净无苔，是阴阳和平，人无病也。如攖七情，触六气，舌殊苔，色脉各见字，二十七字也。即阴阳偏而人有病。其脉三至而虚紧沉迟，舌白无苔，是阳火不足，偏于虚寒也；若脉五至而沉数长实，或伏代不明，舌赤黄有苔，是偏于阳火也；脉五至而促、紧、弦、数、虚、洪，舌或鲜灼绛红无苔，是偏于阴火，谓真阴被阳火逼灼已久也。诸病皆有阴火阳火之别，不独衄吐为然。治病者不过补偏救弊，或以增为补，或以汰为补；在此以增汰为救，在彼又以不增不汰为救。若增所不当增，汰所不当汰，一偏再偏，乌得不至乎其极？夫阳火内伤者，虽其后或成阴亏，而此时尚未阴亏，所宜力挽者也。阴火内伤者，其初仅属偏阳，庸人误作阴虚治而逼成之者也。惟阴火难泻，而阳火可泻者，试以天平譬之，左数稍多，右数如故，左重右轻，似当补右，实只须减左，以泻为补，务得其平。不知者訾为偏师，实为堂堂正正。盖左边欹重之时，多加右边亦可暂为敷衍，然右数本如常而浮加之，即非分内应有之数。因少而加足之谓之补，未亏而多加之谓之浮。犹之治水，不先疏通，专筑堤防，初未尝无小效，久则淤塞泛滥而堤又不能毁，日事抢修，贻祸无穷。人生阴阳，自有定限，亦如汽机，水火相济，火旺不抽薪而专加水，抑知盛水之锅有定率乎？水未亏而纳火过多，亦易炸裂。倘真水亏则机械必显出水少之据，斯时加水未晚。人身有舌脉，正如汽机之表尺耳。火旺阴亏，是虚火真痨，最为难治。如子之病，虽貌瘦骨痛，口苦心热，大便不利，有似阴亏，而察视舌黄脉数，乃偏于阳火，尚未阴亏。时医辄指为痨，不得已名之曰阳火假痨可也。凡病甚诡诈，此非痨而诈痨也。若阴火真痨，自然生就者绝少，多因妄用滋补误治而成。世所称阴亏痨瘵者，其初半属假痨，概以六味地黄汤加减治之，似效非效。久之吐衄并作，余审其舌色，知是阳火，必重用石膏、知母、黄柏、大黄等物，减火救阴，清热祛积，病可除根。

二十五、阳火、阴火的治疗各有什么宜忌？

问：阳火阴火之别，请再申明其义。

阳火阴火，李时珍《纲目》火部，赵学敏《本草拾遗》，征引甚繁，无非好异矜奇，举天火地火及动物植物各火，强辨臆断。而于人则举君火相火三昧火，凭虚傅会，众说纷纷，皆是辨火类之阴阳，未揭火病之阴阳也。脏腑既有阴阳，故热证属阴者为阴火，热证属阳者为阳火。阳火者犹言实火也，本体实热之人，误服滋补温补，填实各经热证，均谓之实火。又外铄之火也，如风火燥暑湿诸证，未经清理，遽进滋补，辛温逼迫各经实火者，谓之外铄阳火。**尤甚者为邪火。**如伤寒邪传少阴，或伤暑邪入少阴，均能于三时中灼涸肾水，谓之邪火。肾经本无实火，皆由他经所移。又肾不可犯，惟急从脾经大泻邪焰，乃能挽回，稍迟则百不救一。**阴火者犹言虚火也，又内炎之火也。**或热人误服温补辛散各药，燥损真阴，或本是阳火病，误投滋阴润补药，引阳火入阴分，皆可成阴火内伤。或纵欲不节，以致火旺阴亏者，皆曰虚火。**阳火如烈日照地，受光之处热极，而尚未亏耗，故实而可泻；阴火如炉灰中火，被烤之炭，热极而半已灼枯，故虚而难泻。医者宜辨准虚实。**法详前论内伤各条，尤宜辨舌色为主。**看是阳火者，以云雨之药荡涤之，如石膏、知母、三黄、羚角、龙胆、暹犀等苦寒之品，皆凉药之属于阳分者，洒扫脏腑，推陈致新，必无流弊。**若邪火内传，只有四黄大承气汤白虎汤合用连投，急凉急下，他法必误。**凡寻常阳火内伤各杂证，其人亦多貌瘦骨疼，病者医者，皆执阴亏之说，必以滋阴药治之，胶滞淤腻，日久弄假成真，不可救药。**陈修园有太阳当天，爝火自熄及火能生水诸说，几乎愿吃热药死，勿吃凉药生矣，害人不浅。**看是阴火者，宜以滋阴之剂浸润之，如生地、二冬、六味等甘寒之品，皆凉药之属于阴分者。盖亏损已极，勉为补苴①，不可用苦寒重药，戕伐残根，时医尚能知之。尤不可用温补升提药。烧其余烬，则时医多昧此理矣。**

---

① 苴：校本作"茸"疑为"茸"之误。

二十六、阳火偏亢能服知柏八味丸吗？

问：昨接南中友人来书，戒廉勿服苦寒药。其书曰："用石膏、知母、羚角已足矣，并用黄芩、黄连、黄柏、龙胆草未免太苦，势将败胃而化燥。王太仆谓'壮水之主，以制阳光'，知柏八味丸，究未医愈一人。知柏入六味中，尚能化燥，况偏师直入，而无壮水之药，窃恐苦寒化燥，愈服愈热也。"斯言甚辩，请驳正之。

子病阳火偏亢，曩年误认为阴火，久服六味、二冬、鳖甲、龟胶等类，酸涩敛滞，以致舌色深黄，骨痛发战。真热假寒，若仅用石膏、知母，而无三黄胆草，是有雨无云，难救大旱。今子连服数十剂，舌尖鲜明，心胆火清，可去胆草。舌根仍有积腻，肠胃旧滞未净，余药仍须连用。然仅能除去热血攻心及脑中麻疼耳，若欲骨痛除根，尚须加芒硝以去粘积，方可也。苦寒治实热，有病则病当之。子饭食如恒，何尝败胃？成无己《本草析义》、汪颖《本草》二书，有黄连泻心而能胜燥语，原本胜字，后人改为助字，以讹传讹。汪讱庵《本草备要》小注云"黄连久服反热，黄柏有寒中之变"等语。虚火误服，容或化燥，以此论实火，则非也。至黄芩、胆草，群书无败胃助燥之说。《素问·至真要大论》王冰注：壮水之主，以制阳光，是泛言热病，非论八味丸。明赵养葵《医贯》始以王冰语附会于六味八味，近世均言其谬。考仲景《金匮要略》

所载八味丸，用利小便，故又名肾气丸。后人减去附桂
为六味地黄丸，加黄柏、知母，为知柏八味丸，以治阴
虚火动骨枯之证则不误。无奈粗工，不能辨证，以投阳
盛火炽骨枯之证，六味得阳火成胶而助炽，知柏与阳火
竞战而无助，此六味之咎，非知柏之咎也。某方除甘寒
之淤凝，以苦寒疗阳火，安得谓偏师？生石膏用至四两，
安得云无壮水之药乎？

二十七、怎样避免使用寒凉药和温热药的错误？

问：古人善用凉药，刘河间主泻火之说，燕人祀为
明神。张子和撰《儒门事亲》，奉养不必参术，病情万
状，补泻难拘。近世张景岳、李士材、陈修园之流，偏
执温补，时医承其讹谬，动以补剂误人。病者愿死于补，
更属泯然无迹，若白虎汤、三黄泻心汤，虽当救急之时，
不敢轻于尝试。今先生常用连用，甚至并承气汤而合用
之，独不虑骇人听闻乎？何不略为通融乎？

某非敢偏于苦寒也。他医指为阴虚火旺之瘦人，某
实见得是阳火偏亢之人。宿积粘留脏腑，因而骨痛心烦，
误服滋阴胶补，因而咳嗽吐衄。但看舌黄口燥者，以凉
为补，以泻为补，重者连用、合用白虎三黄等，或日投
数剂，久服数月。有用石膏至百余斤者，总视舌色不黄
而止。此彻底除根之法，始终不惑，方能收效，信者可

痊，疑者勿强。如子之病，时医执定滋补者，何以连服苦寒数十剂反得舒适，偏乎？否乎？盖宿滞不能骤除，药力尤当持久，《金匮》腹满篇言：舌黄未下者下之。可悟他病亦如此。凡舌黄者多实火，皆可投凉药。阴虚者舌绛无苔，虚寒者舌白无苔。病证审明，不容混淆，若稍为通融，苟且滋补，病者既乐从，医者卸重任，何苦拘执己见，骇人听闻！惟确知误补之弊，贻害将来，不敢作违心之举也。

二十八、什么情况下可以使用寒凉攻下药？

问：明人缪希雍喜用石膏，乾隆时宝应王懋竑《白田杂著》内，有石膏辩一篇，极论其非。石膏尚然，何况黄芩、黄柏、黄连、大黄、枳实、芒硝乎？今先生惯用白虎承气，议者不但訾为偏，且目为怪事矣。

石膏辩之意，虑戕元气，败胃气耳。不知实热之人，阳火有余，逼灼真元，重用石膏，正以壮水养阴，清肺润胃，何戕之有？何败之有？子只看有厚舌苔刮下如浆糊者，尽可放心，多饮石膏知母三黄汤，不可服元参、麦冬之类，彼系阴分凉药，恐引入阴分也。以舌根明净为度。日前余儿伟材病重，一日中连投大承气汤四剂，另用瓦罐多具，熬生石膏四斤，取其清汤代茶，并以煎药，兼加犀角。看舌黄渐退，重药依之递减，数日起身，胃口渐好，容貌渐润，子所目击，何尝败胃耶？若非余儿，则必有掣肘者，药不胜病而变，且将归咎于药矣。要之上工用药，补偏救弊，阳火旺者，治以白虎三黄，尤旺者，治以承气急下，以保真阴，祛其弊，以扶其偏，确是中庸之道，安得云怪？以寒凉药治实热人，则为正为补，为益为救；以寒凉药投虚寒人，则为偏为戕，为败为伤。缪希雍之余派，虚实不问，空谈石膏之功，于是有误用者，遂致贻人以口实，医师之罪，非石膏之罪。辩石膏者，因噎废食，从此人人存寒凉害人之心，不知天地生此寒凉物，自有益人之处。执定温补益火，则张景岳之末流。舌脉不分，辄以人参杀人，于是李穆堂、徐灵胎又各有人参论。若不责医而责药，则大黄、芒硝物物而论之，物物而辩之，将不胜其烦。《素问》有云："毋盛盛，毋虚虚。"今以凉药治阳火，乃因其火盛而毋盛其盛也。俗医喜用滋补，或妄用温补者，正坐盛盛之弊。

二十九、陈修园各种医书存在什么偏见？

问：陈修园各种医书，持论过偏，俗医因此书措词俊爽，皆喜购阅，往往误人，请先生纠正之。先生不肯论人之短，他日又问，强之再三而后言。

古人语言文字，皆与今人不同；古书病名，未必尽与今人相同。仲景《金匮》治虚劳用小建中汤，内有姜、桂、枣、芍，此虚劳二字，指阳虚劳伤之病，非今人之阴虚火旺劳伤病也。徐灵胎《兰台轨范》一再剖明，颇为有见。陈修园医术远不如徐，偏执臆见，所撰《金匮浅注》谓建中汤为后人治阴虚热极之准，并斥朱丹溪之滋阴降火，而力主辛温固气。其他著述，论治虚劳不外桂、附、姜、芪。尤可怪者，《时方妙用》卷一内云：痨证是阴盛为病，阴盛则火动，复创为宣阳除阴，补火攻水之妄谈。甘温尚嫌力薄，务用辛温而后快，无非藉口于阴病治阳之说。不知上古之书，语意含蓄，正如伏羲画卦，仁者见为仁，智者见为智，随人立解，况《内经》何尝明言阴虚火旺，当补火攻水乎？《内经》不有云："热者寒之、燥者濡之"乎？乃舍正路不由，偏出歧途以炫能。自修园之说盛行，俗医于康庄大道本未了然者，亦妄思出奇制胜，习惯自然，以奇为正。于是不别舌脉，不分表里寒热，必以温补相投，淤塞病邪，灼枯元气，祸人杀人。第奉修园诸书以自白，病家惟有付诸天命而已。夫医用寒凉，旁观者动色相戒；医用温补，局外人同声附和。故寒凉之流弊可以预知，而温补之惨酷始终莫明。人以修园各书为济世之具者，吾以为炮洛之刑耳。修园云："日月一出，爝火无光。"取譬辛温之功效。不知日月至显，爝火至微，是大光夺小明，岂以爝火置日月之下而即自灭没乎？修园又以灯烛腐草萤虫为阴盛火动之确据，不知烛必燃之而炽，所焚者乃养气炭气化合之力，未闻多积灯烛能自发火也。腐草受太阳蒸化而成萤，彼冬日之腐草，与水底之腐草断不生萤，况萤火尚非真火乎？修园又引喻嘉言之说云："阴云四合，龙雷方得奔腾，烈日光空，龙雷潜伏。"以证小建中汤、补中益气诸方，为宣阳气除阴火退热之良法，不知雷火由阴阳二气相激而出，必阳盛方有声光。若谓阴盛而动龙雷，则严冬大雪亦阴云四合，从未闻有雷也。_{新疆天山盛夏积雪，往往数年无雷，可知龙雷实出于阳气也。}若谓宣阳可以退热，则烈暑酷旱之时，农人直当求晴以退热，何必皇皇求雨乎？丹溪滋阴降火之法，原为阴虚火旺已成之人，势甚棘手，缓与扶持。后人不察，以治阳火偏亢瘦而未痨之人，粘留实火，愈服愈热。故误于滋补者难救，其可救者，法当以苦寒泻之，断不可抱薪救火。修园既知误投滋阴之发热，反欲补火攻水，试思地黄尚且生热，岂可再以桂附益火？或信任不疑而死，则谓桂附些少不能敌前日之地黄，或改用滋阴而仍死，则谓误于两可之见。噫！病者何罪？既冤杀之，复重诬之乎？凡此欺人之谈，辩不胜辩。然修园未尝无一隙之明，惜刚愎自用，忽明忽昧，故此卷虚劳之前，_{指《时方妙用》。}列寒凉数方，继复评之曰，为痨门不可少之方，亦痨门不可恃之方。夫既不可少，何又云不可恃？既不足恃，何必云不可少？盖心知辛温治痨非善策，暗中致祸，未肯明言悔过，又虑不偏重温药，未免顿改素习，故首列凉药者，良心偶萌也。后竭力发挥辛温者，牵合古书，文过饰非也。此文人弄笔之积习，实误用其聪明，阅者勿为所蒙。

三十、陈修园将人参归于阴柔药中有无道理？

问：陈修园既喜温药，而所著《本草经读》，却以人参为阴柔之品，何耶？

庸医蔑古非也，儒医泥古亦非也。《神农本草经》动称服食成仙，皆汉代术士所傅会①。古人学问多口授，其中或间有神农遗训，正未可知，故医家奉为圭臬。然于水银、朴硝，亦云久服延年，此等语岂可尽信！修园好为高论，见《本经》言人参气味甘寒，遂力指人参为阴柔之品，非温补之物，究竟《本经》无阴柔二字。古今物性本有变更，况古书所指者上党参，后人所重者吉林参。真山参阴阳并补，性既升提，必能扶阳抑阴，作为凉药，便有流弊。今有绝少佳者，市间所估，多矫揉造作，植于田园，粪以热药，以求易长。用接树之法作成芦头，浸以糖水，薰以硫黄。用入温补，亦恐性暴无益。修园书内间有寒凉方，其治病实非概用参芪，未必动辄杀人，故得名医之称，此其巧也，惟议论医理，则言不顾行，处处侧重辛温，力斥寒凉以炫其长。新省皆湘楚医生，作事敦实，读其书，宜温补，遂不论何病，即温之补之以致害人。余家传祖训，但求言行相顾，勿过为高论，只期治病能愈，不拘合古书。仲景人也，我亦人也，今昔病情不同，使仲景复生，亦安能墨守旧说乎？

---

① 傅会：底本作"传会"，今从校本改。

三十一、吐血咯血的病源是什么？

问：吐血咯血之证，医家或类列诸方，不探病因，或混言外感内伤，不抉所由，或以七情分五脏，或以血色分五脏，或以血之红紫辨阳经阴经，或主五行生克而归咎于土湿，或言五脏有血，六腑无血，吐脏血即死。所吐皆经络散行之血，议论纷纷，莫衷一是。《巢氏病源》分吐血为三种，一内衄，二肺疽，三伤胃。然三者仍属病状，非病源，请探本穷源，辟去浮词而简言之。

吐血咯血之病源，大致分三类：

一曰偶然硬伤。猛力举重跌打受伤，凡此类若所伤不重，本无大害，治宜通血去瘀。世有硬伤不痊者，由乱用他种血药故也。若咳嗽呛伤，偶见血者，当治咳嗽，不入血证。

二曰阳火偏亢，素体实热之人，或夏行烈日，或过于勤动，触受大热，实热人误服温补药。**热透经络**。饮酒过度，传热于脏。实热人或过于思怒，或骤有悲忧惊恐，激动诸火，凡此者，吐肺、胃、肝、脾诸经之血多，吐心血少。皆因阳火太盛，血受火蒸，热极涨溢，浮于应有之数。将吐未吐时已头昏目眩，口苦舌黄，举动稍不谨慎，因而借端发作，顺势逆行上涌，自去其有余之数。凡阳火吐血者，皆火有余，阴未亏，初吐者五脏本质并未腐坏，屡吐者肺胃或有伤烂，治宜泻火，使与阴平。切忌滋补温补，变成阴虚。简言之曰：阳火偏亢者，热极而血涌也，血未坏不可补也，补之则益热矣，泻之则以凉为补矣。

三曰阴虚火旺。天下无生成阴虚火旺之人。人身小天地，必阴阳相济乃成躯壳。先天本无偏倚，惟阴阳平列，阳健阴柔。人有知觉，即多嗜欲营谋，不肯自平其火，加以饮食失度渐成阳火偏亢之人，发为诸病。医者不敢清心泻火，或误投滋补，引入阴分；或妄用温补，灼伤真阴；或曾吐血一次，愈治愈误，或肺胃肝脾之血，屡吐屡以他药强止之，如筑堤障水，以误为是，久之成为阴虚火旺之病矣；或由色欲过度，大伤肾阴，调理再误，渐成此病；或纵酒吐血之后，仍不戒酒，久而脏腐，医者复误之；或已成阴虚，不肯开拓心胸，复伤七情，激动诸火，凡真阴虚火旺者，大肉陷下，大骨枯槁，非寻常瘦人可比。行动如浮，干咳不止，显出种种坏象，舌色如绛无苔。若有深黄苔者，尚可作阳火治。凡阴虚火旺已成者，吐少咯多，所出已至心血肾血，甚为难治，五脏本质多有腐坏处，并有凝血粘滞，成块成虫，故其咯不止，状如吐痰，常有少些，阴日虚，火日旺，多以干痨终。亦有血势一涌而来者，即无救矣。治阴火已成者，补泻两难，只有滋阴降火之法，除去五子、萸肉等酸敛之品，尤赖病人善自珍摄，勉强延年耳。总之阴虚火旺之多半由庸医误治而成。凡瘦人阳火偏亢时，当详察舌脉，万勿误认作阴虚，是在识力。简言之曰：阴虚火旺者，药误而使血坏也。血坏，不能强用温补，温之则津竭，补之则增滞。

气虚体寒者无吐血。硬伤则有之，是因受伤，非因虚寒也。或云气虚夹寒，阴阳不相守，血亦妄行，用附子理中汤加木香、乌药，其说谬也。夫人身之火非真火，即热也。热极斯血涨而涌，虚寒者，安能使血涨乎？阴阳不相守，当阳脱而死，其血断不妄行。大抵虚寒人，忽然咯血，必因呛伤或硬伤，或药误所致，或感冒风伤于血者或有之，治风则止。其咎不在血，不可立虚寒吐血之门。偶有吐血从风寒得者，因风中有寒亦有火，实热之人感受风火燥，触发内热，风伤于血而吐血，当作散风治。或虚寒人感冒咳嗽呛伤出血，当作咳嗽治。若伤寒证偶见血者，宜从伤寒治。

故古方用麻黄、人参、芍药，是以伤寒为主，非以血为主。有表先治表，见血休治血也。《金匮》曰：亡血不可发表，岂有血证可投麻黄哉？《金匮》所谓亡血，非专指吐血也，凡血虚者亦谓之亡血。无表邪则不可发，若太阳感风邪伤血，可用麻黄散风而血自止，惟宜辨明有风邪表证方可，非谓吐血便用麻黄也。黄元御《长沙药解》内伤吐衄，缘土湿非燥证种种，外热烦蒸无非土湿、阳飞、火奔、水泛，久服地黄无有不死云云。彼盖见地黄阴品治血不效，归咎于湿，不知阴火吐血须以苦寒治之，地黄汤滋腻不能胜病。若阴火吐血专用地黄，本属敷衍，其咎不因土湿。夫脏腑在身中，即无日不在湿中，安见脾土独不受湿乎？有土无水，有燥无润，安能生物乎？

三十二、吐血、咯血、衄血应当怎样治疗？

问：吐血咯血衄血治法奈何？

血证，心、肾、肝、肺、脾、胃均有之，多因血热妄行，犹洪水之横流也，医家治法往往各异。夫鲧治水，禹亦治水，法鲧者筑堤障流，法禹者疏河入海。吾家相传，法禹而不法鲧。故治血妄行，不以治血为先，而以归经为要。归经则血自止，所谓见血休治血也。若阳火偏旺之人，辨舌察脉之法，详前论内伤篇。多吐肺、胃、脾血，胸中内热，掌心烧，或咳吐，或嗽吐、痰吐、涌吐，呕吐多少不定，紫、红、瘀黑不一色。治肺胃吐血，君细理石膏八两，配知母四钱，臣犀尖七钱，佐使三黄芩、柏各三钱，黄连钱半，和甘草一钱，可救。倘咳嗽、痰喘者，加天花粉、竹茹、生桑白各三钱。治脾吐血，君承气汤，生大黄、朴硝各三钱，生厚朴一钱，枳实钱半。臣白虎去甘草、粳米，佐使三黄可救。黄芩三钱，黄柏二钱，黄连钱半。若吐肝血者，面青筋露，左腕内疼，吐时腥先来，血后至，多少紫赤不一定，君羚、犀各四钱，臣膏、知生石膏四两，生知母三钱，佐使三黄黄芩三钱，黄柏二钱，川连一钱，和甘草一钱，可救。如阴虚火旺已成之人，或吐心血，面红耳热，吐必无多而色红，治本维艰，君犀尖一两，臣天、麦各三钱，佐使三黄可救。黄芩、黄柏各二钱，黄连二钱半。或吐肾血者，潮热有常，吐必少而色紫，治尤不易，君地黄一两，臣丹二钱，泽钱半，淮山三钱，萸钱半，佐使知三钱，柏二钱，可救。如偶有硬伤者，猛力举重、跌打受伤之类，宜行血去瘀，当归、苏木、生地、川芎、木通、白及、三七、桃仁、红花之类可治。衄血伤寒证有之，心肝脾肺胃热均有之，惟肺热居多。男人衄血常流，谓之华盖伤戕，恐致夭折；女人衄血频见，谓之红流风管，子嗣维艰，治法专经而治，与吐血同方。惟伤寒衄血则表散汗解而止，遵《伤寒论》治法最良。祖师口授先祖云：治血热妄行证，禁用参、芪、燕窝、熟地，误用则速其亡；惟女人血虚崩下不止，当重用参芪，为其能升提血气之阳也。

三十三、用苦寒重药治疗失血的道理是什么？

问：先生治阳火吐血，专主泻火，令人骇惧。尝闻医家治失血多用温补，《素问》曰："阴阳之要，阳秘乃固。"又曰："血气喜温而恶寒。"褚澄《遗书》谓："血证服寒凉，百不一生。"李东垣曰："脱血益气，古圣之法。"又曰："参、芪、甘草为泻火之圣药。"历代医书论阳生阴长之义不胜枚举，治虚劳血证者，大率归脾汤、保元汤、当归补血汤、补中益气汤，甚者用一味固元汤、十全大补汤、回阳汤、独参汤，无非急补真元，壮气摄血。或又有用甘草干姜汤、附子理中汤、景岳镇阴煎、全真益气汤，藉辛热之药同气相求，以引火归元。偶有兼用甘寒之品，滋阴降火而主扶阳者，且力斥其谬，断无聚诸苦寒重药并用之理，先生却投之而效，于《素问》古经有所法乎？请闻其解。

　　子何拘执成见，以补视补，以泻视泻乎？子疑余之离经叛道乎？夫缺斯补，盈斯泻；无缺而补，补即为毒，有余而泻，泻即为益。余诵《素问》决死生论曰："实则泻之，虚则补之。"针解篇曰："气实乃热，气虚乃寒。"实与虚者，寒温气多少也。至真要大论曰："气血正中，常有天命。"又曰："热淫所胜，胸中烦热，嗌干咳喘，吐血衄衄；火淫所胜，咳唾血，烦心，胸中热，衄衄。"又曰："诸热瞀瘈，音茂尺，目昏暗而手足抽掣也，假寒真热者常有此证。诸禁鼓栗，诸逆冲上，皆属于火。热者寒之，温者清之，燥者润之，以平为期。"宣明五气篇曰："阳病发于血。"脉解篇曰："阳盛脉满则咳血见多。"阴阳应象大论曰："治病必求其本。"标本病传论曰："知标本者，万

举万当，先热而后生病者治其本。"皮部论曰："热多则
筋弛①骨消，肉烁腘破。"气穴论曰："邪溢气壅，脉热肉
败，营卫不行，必将为脓。"奇病论曰："无损不足，益
有余，以成其疹。"《内经》虽无治吐衄之论，而参观诸
说，可自得之。夫阳火偏亢之人之吐衄，尚未成阴虚火
旺之证者也，其吐衄为标，其热中为本。余则寒其热，
清其温，润其燥，期其正平，损其有余，不成其疹。彼
用温补药者，热其热，温其温，燥其燥，昧其平正，益
其有余。苟安于目前，终必成其疹，以夭其天命，而顾
藉口于阳密乃固之说乎？余诵《素问·生气通天论》曰：
凡阴阳之要，阳密乃固。两者不和，因而和之。故阳强
不能密，阴气乃绝。阴平阳密，精神乃治云云。夫阳火
吐血之病，本于阳强，再以温补强其阳，阳不密，阴不
平，两不得和，久必绝其阴，即成阴亏之疹矣，而复藉
口于血气喜温之说乎？余诵调经论曰："血气喜温而恶
寒，寒则泣不能流，温则消而去之。"夫泣者，凝也；消
者，泻也。此岐伯言血气大概寒凝温泻。今阳火吐衄者，
方热极而涨溢，正宜消去其温，以苦寒药乘热入胃，所谓
寒因热用。有减热之功，无凝血之弊，人身本极温，虽虚寒之人，
其血未必真凝也。阳火偏亢之人，热过其平非一朝夕。内热已极，血乃上
涌，此时方忧药力不胜，断不虑其凝血。或曰吐血自止之后，热可略减，
何必遽投苦寒？不知火亢之人，热气蒸入骨髓经络，如油入面，虽涌其有

---

① 驰：底本、校本皆作"施"，今从《素问·皮部论》改。

余，究未清其根本，须急治之。余家传治阳火病万举万当。而乌可执寒凉不生之语乎？此说出于褚氏"癞极论"。夫曰癞极，是指阴亏已成证，非指阳火偏亢证。苦寒可治阳火，原非治阴虚，毋误解褚澄之书，而异訾余言也。若李东垣脱血益气之法，亦非论阳亢证，所创补中益气汤，治诸内伤，不知有虚寒内伤、阳火内伤、似阴虚而未成阴虚之证，辨法见前。阴火内伤之别。窥李氏制方之意，重在火衰之虚寒人，即阳虚气虚者。而后世用以误治阳亏火旺之虚劳人，俗医之偏温补者，复簧鼓其说，加减补中益气，衍为温补诸方以治各种血证。凡天下形容略瘦之人，但尔吐血，无论为阳亢、为阴亏，皆惨罹参芪之祸，岂不痛哉？阴阳应象大论曰："阴静阳躁，阳生阴长，阳杀阴藏。"今乃仅举阳生一句，以为脱血益气、壮气摄血之据。夫脱血者，皆由阳过躁而阴不静，参之性升，芪之性补。患阳亢脱血者，升之补之，将气愈壮，而血愈难摄；患阳虚脱血者，升之补之，将气更难摄，而血更易脱。诸温补药流弊皆同，病人之不即死者幸耳！大率阳亢者，逼成阴亏，阴虚者日益怯弱，或终毙于血，或成于癞，或发痈疽，变他病以死。盖用辛温峻补，犹之筑堤障水，急病暂止，后患益深。往往有行动自如，而旦夕猝毙者，即此类也。余父兄及余数十年来，默识脱血而服温补者，初发幸痊，再发难救。其服药较轻而精神耐久者，三四发至五六发必死，莫能过六次。凡已成阴虚火旺之人，本难疗治，而阳火偏亢，初未阴亏之人亦杂治而死。寡人之妻，孤人之子，独人父母，谁之咎耶？而信引火归原者，贸贸然以火益热，托名于同气相求，且执太阳当天，爝火自熄诸谈，以自欺欺人！试思吐血者之火，究竟爝火乎？人火乎？所投参、芪、桂、附、姜、枣、白术、当归等辛药温药，入病人腹中，究为太阳乎？抑炽其人火乎？脱血以后，有稍安之时，妄人居为己功，欣欣然笔之于书，所谓妄治时愈，愚心自得，二句见《素问·征四失论》。真医道之魔障，生民之厄运也。吾愿学医者毋虚虚，毋盛盛，毋损不足，益有余，以成其疹。

三十四、《金匮》柏叶汤适合治什么样的吐衄？

问：阳火偏亢人吐衄，阴虚火旺人吐衄，皆不可投温补，既闻命矣。若温而不补，如《金匮》柏叶汤之温散可乎？否乎？

柏叶汤用柏叶、干姜、艾、马通汁合煮，以辛温遏止，犹之治刃伤之参用生附也。然此特治标之一方，《金匮》云"治吐血不止"，实则治吐血未甚者耳，故下文即有三黄泻心汤也。《金匮要略》为王叔和所乱，未必尽出仲景。泥古者从柏叶汤内化出陈墨汁、十灰散、扁柏、大蓟、小蓟、荷叶、茅根、茜根、山栀、大黄、丹皮、棕榈皮，各烧灰研末，以藕汁、萝卜汁、陈墨汁调服。四生丸生侧柏叶、生艾叶、生荷叶、生地黄。诸方，较柏叶汤稍凉，确能暂救目前。究属逆而止之，恐有后变，终不如釜底抽薪之妙。

三十五、四物汤、六味地黄汤能否滋阴降火？

问：然则补而不温，如四物汤、六味地黄汤之类，审病加减，以滋阴降火可乎？

唐宋以来，士大夫颇信黄老家言，妄思服食成仙，往往以金石燥烈之物殒其身。金人刘守真因创为泻火之说，不拘成法，对病处方，应手奏功。而学河间者昧于虚实，动以攻伐戕生，于是李杲创补土之说，独重脾胃，引经立论，精确不磨。而学东垣者，昧于寒热，动以温燥戕生，于是朱震亨创为阳常有余，阴常不足之论，谓阳易动，阴易亏，独重滋阴降火。虽似偏凉，而意主补益，实于刘李之间，调停两可者也。丹溪见人多酗酒纵欲，精竭火炽，谆谆以饮食色欲为箴，可知滋阴降火，本一时救弊之术，本用治阴虚火旺之证，故所立补阴诸丸皆取甘平滋润。庸医不明其理，奉滋补为护身符，遇容貌稍瘦，阳火偏旺，尚未成阴虚痨证之人，竟误作阴虚一类，从而滋补之，曰此滋阴也，此降火也。不知阳火偏亢之病，其口苦骨痛发热，皆须苦寒泻火方能见效。若寻常甘寒药，名为滋润，被阳火一蒸，即易胶滞。今人惯用之四物汤内当归补，吐衄切忌补血，已详前问吐血治法条内。地黄腻，芍药敛，芎䓖温，皆能益热助火。又惯用六味丸以五味子等加减之，萸肉、五味既能补肾，尤极酸敛，而熟地之淤塞，山药、茯苓之温补，皆被收涩以助肾火，常见加减六味地黄以治劳伤者，意欲降火而病人欲火益炽，身体日瘦，阳道反壮，甚至精涸血流，宗筋不衰。尤可怜者，医生总不知药之助火，反嫌伉俪太笃，强离其夫妇，于是病火药火之外又增心火矣。试思六味果能降火？何以愈服愈热？可恨六百年来绝少醒悟之人。虽间用知母、黄柏，终属寡不敌众。或反谓苦寒化燥，而知柏且蒙冤矣。愈滋阴愈黏滞，口苦骨疼，发热益甚，名为壮水，适酿成真阴亏。而喜参、芪、桂、附者，反指为水气滔天，改用辛温，如以鸦片提精神，稍能振作，究属祸事。歧中又歧，病者休矣！要之甘寒苦寒，皆有所宜，治病在药，用药在医，察脉与舌。凡阳火偏亢之人，无论吐衄与否，酌用石膏、知母、黄柏、芩、连之类，甚则犀角大黄承气。《素问》所云治热以寒，治温以清，补之泻之，久新同法。大毒治病，五常政大论。有故无殒也，六元正纪大论。不可投二地二冬诸阴分药，有滋阴之名，无降火之实，火不得清，水乃益亏，藉口于谨慎，实则识力不及，养痈贻祸。六味地黄汤，无病人饱食无害，气能化也；若略偏内热者，即有收涩凝滞之虑。

三十六、用生地汁可否治吐衄？

问：偶阅洄溪徐氏医书，有用生地汁治吐衄，如此不补不温，是或一道欤？

倘在怀庆有真鲜地黄汁，或尚可用。惟此物不易晒干，怀庆人于收割后，必以沸水熬一次，然后晾晒。远处贩售，断无真生地。取汁之法，以四五斤入水浸透，得汁一斤，水多而原汁少，况曾经熬过，即有黏滞之患，不如生石膏熬汤之清凉也。医家常用生地，自云不黏滞，不知实与蒸透之熟地相差无几，余明知其假，不敢妄用。

三十七、寒凉药能凝血故不可用于夺血证对吗？

问：医家皆云血遇凉药则凝结，故探戒寒凉。滑伯仁逆折之法见讥于后人，《灵枢》有云"夺血之后，不可泻"蒙虽奉教，颇滋惑焉？

子何问之不惮烦耶？寒泣温消之理，前已详辩，今再申论之。夫两害相权，取其轻者；两利相形，取其重者。苦寒凝血，弊尚需时，大热伤生，危在转瞬。二者之害，热急而寒缓，况寒未至于凝乎！故有取乎清火。辛温补气，未能骤成，濡润去烦，事原顺理。二者之利，润大而补微，况补适足以增热乎！故有取乎霖雨。彼阳火偏亢人之吐衄，由脏腑积热，传热于血，血质热极而涨而涌，如寒署表之得热渐升也。既吐之后，去其有余之血，或有数日略安，究未清血中之热，其先骨髓血脉皆已热透，肠胃又有积滞，旧热未清，时生新热。难保日后不翻。惟有扫除治血之成见，作为大热证治之，实正本清源之上策。《经》所云肺苦气上逆，言热气上升。急食苦以泻之，当重读急字，不可须臾缓也。此苦字指苦寒。上文脾苦湿，急食苦以燥之，及《五脏生成篇》多食苦则皮槁毛拔，是指苦温。语意各别，勿误谓苦寒化燥也。火既有余，凉之何害？以凉得平正所以补，顺导非逆折，亦非于夺血之后，故意泻之也。滑伯仁于血溢血泄，率以桃仁等物行血破瘀，折其锐气，然后区别治之。以治硬伤则可，而昧昧者用治阳火偏亢，阴虚火旺，皆所不宜。滑氏之弊在破瘀，不在偏凉，而昧昧者引为苦寒之戒，于是不敢以凉药治病根，妄投滋补温补，偶遇病躯稍安，即云药物收效。正如横风张帆，亦可破浪，而终非万全之策。迟之又久，服地黄滋补等药者，涩腻增热；服参芪温补等剂者，燥涸津液，易成于痨，喘逆壅塞，或腐脏腑变他证，辗转云亡，而医且逍遥世外。盖撰医书者长于文词，未必长于阅历；业医术者工于谋生，未必工于治人。用温补，则合旁观之浮言，责任稍轻，无论所学深浅，皆可敷衍以售技；投寒凉，则骇病家之耳目，担荷尤重。自知识力平常，聊且随波而逐流，于是泥定补益为藏拙地步。以误传误，成数百年之积习，且美其名曰培脾土，曰益真火，虽已操刀而杀人，犹得执书以弭谤。余目击误温误补之多，不觉谈虎色变，非敢有意偏凉也。宜温则温，宜凉则凉，本无成见，惟阳火吐衄，家传苦寒治法，无不痊愈。往往以药解药，少服难收近功，病者易疑耳。鄙意不欲与群书争诟，屡承详询，斯敢直言，今且勿庸多辩，试留意他家旧术，究能彻底治好否？昔人有言，空谈无补，静观自得。

三十八、用寒凉药治病遇到别人责难怎么办？

问：失血之后，固不可补，竟以大寒凉药灌之，亲朋骇惧，徒受谤言。廉闻上工治未病，亦有法乎？吐血本危，虽用药不误，或旁人掣肘，未尽药力，或寿命有数，适逢其厄，势将归咎于医，其奈之何？

窘乎哉，问也！人生胚胎由先天真火抟结而成，自胎而育、而婴、而童、而成人，皆恃阳火热气，周转奔流，以运其躯壳。古人阳有余阴不足之论确有至理。方其孕也，藉气血为先天之火，及既育也，资饮食以益后天之火。然有利必有弊，饮食所以益火，而蓄火易生积热。积热者，浮于应有之热也。人必当节饮食，寡嗜欲，祛七情之纷扰，戒无端之滋补，偶因饮食增热，必显于舌，随时清润消导之。若昧于此，既成阳火偏亢，复失调治，或误用药，迨内热已甚，势将吐血，必脉数而沉弦，口苦唇燥，舌黄骨热，心烦，屡有头昏目眩鼻衄诸症，此时速投苦寒，或可免吐。此论阳火偏亢，非指阴亏火旺已成证者。此病再误治之，方成阴虚痨证。医者治阳火宜苦平阳，治阴火则不得已而滋阴降火矣。阳火涌吐，阴火咳吐，此时脉乱或伏，全凭鉴舌：凡阳火证，舌由黄而黑，黑至舌尖则难治；阴火证，舌上绛色无苔，重则色变，如夏日猪肉将腐之形，非红非紫，难以言状。则难治。某家世习岐黄，聊思自治，非敢榜于门曰儒医、曰世医，以炫术而谋生也。亲友信而相邀，始往诊视，倘群医咸在，议论纷纭，或病家疑信参半，不能照服，即不与立方。若众医束手，病家不掣肘，为之审证施治，多有效者。惟病重人，往往阅历多医，积药之误未易骤清，初得对病之方必稍有转机，救急尚易，除根最难。续服数剂，药未胜病，反觉平常。一二十剂后，药与病争又觉不安。病人既转机，病家无畏心，而希近功。信者复疑，旧医复来，改弦易辙，前功尽弃，病益难为，良医转受其谤。故医家治病当具卓识，习技未精者，万勿毅然自信。病家延医，尤忌纷更。

三十九、内热体质和病愈之人能不能用补药？

问：阳火吐血，宜苦寒，戒温补，并戒甘寒滋补；阴火吐血，寒温两难，不得已而滋阴，闻所未闻，今始爽然无疑矣。但未知寻常内热之人可以补乎？病痊之人可以补乎？

子无日不饮食，亦思饮食者，为其饿而补之也。试以美味饫餍饱之人，必胀满成疾，气逆呕吐，而补适为损矣。《素问·五常政大论》曰："谷肉果菜无使过之。"谷肉且然，何况药饵？《素问·腹中论》黄帝曰："夫子数言热中消中，热中是内热，消中是善食易饥，阳火偏亢者多如此。不可服高粱芳草石药。高粱指一切厚味，芳草指辛温之品，石药如《和剂局方》所载各种锻炼金石燥烈之剂。热中消中，皆富贵人，禁高粱是不合其心，禁芳草石药是病不愈，愿闻其说。
岐伯曰：芳草气关，石药气悍，二者急疾坚劲，热气慓
悍，药气亦然，二者相遇，恐内伤脾"云云。岐伯之意，
富贵人不可妄服补药，凡贫贱人有热中消中之病者，亦
不可妄服补药，自不待言而喻。今之实热人，不能自别
舌脉，稍有不适即惶然曰虚，医者一知半解，望问未悉，
即毅然曰补，于富贵人尤甚。于是无病生病，小病增剧，
辗转误治，流弊百出。误补者益热动火，升痰助气，闭邪积滞，有
小恙者固住不散，滋补轻剂，健人服之易化，无益无损，若小病不对，便
有流弊，辛温更不必说。若夫病后之当补，则众口一词，牢不
可破。不知药本毒物，故昔人称神农尝药为尝毒。天下
止有去病之药，断无凭空补人之药。病体服窍，以毒攻
毒，有病则病当之，病与药相消相抵。正如天元数理，
渐得其平，虽用重药，亦无过虑。病止则药止，除饮食
益火之外，切不可别投补剂。草木无情，有补于此，必
有损于彼。病后气体未充，恐不得此之补，先受彼之损。
有喜用人参、燕窝调理者，不知世情诈伪，二物绝少真者。假参性烈，假
燕窝性燥。又如海参壮阳，甲鱼有毒而妄称补阴，此等最易误人，不可不
知也。《五常政大论》黄帝曰："病去而瘠奈何？"岐伯曰：
"化不可代，时不可违。言化物必待天工，勿违之而助长。经络
以通，血气以从，复其不足，与众齐同。言病既去则血气渐
能自复。养之和之，静以待时。"养者，即上文之谷肉果菜也；和
者，即所云无使过之也。圣贤之养身如是，曰静曰待，可以悟
道。窃愿病痊之人，忽揠苗助长，医者亦毋画蛇添足也。

后世显贵之人，多姿意酒色，纵欲耗精，全恃参茸随时弥补。医者拘执俗见，诊贵人病，不察舌脉，概以温补为主，不知亦有仕途清流，本无姬姜。更有不以家室自随者，而医生仍多用参、茸、虎、鹿等物炽火铄阴，损人最甚。凡士商远道谋食，孑然一身，不可误信庸医。无端温补亢阳。益阳必增内热，治之复误，变证杂出。天之生人，以平为期，一物不可独亏，亦一物不能独盈。阳精不泄，七八日后辄化浊质由溲溺出，溺桶中有如秋石者是也。人身精血一日一夜五十次周于身，循环无端，七日来复，旷夫阳旺，无论壮瘦，偶或遗泄，皆满溢也。听其自然，切勿逆制。某甲夏日遗精，误为大虚，重服温补，适有暑邪遏住，遂头眩目昏，医者复补之，转瞬即亡。某人今由沪至津；轮船中日服丸药，闭塞风热，到津赴宴返寓，明日不起。闽省某丞无子，常服温补，久而阳痿，求余诊治。视其舌，知积热胶滞，投以白虎三黄等苦寒之剂，后连得男子。某富室之妇，急于求子，久服温补，不能生育，面黄经黑，治以苦寒，逾年得了。专对之才，奉使绝域；饱学之士，随节重瀛。沾染夷风，口啖牛羊，不知西俗饮馔中，常有生大黄汁及咖啡等物暗中消导。比反中土，仍喜牛羊，而无其消导。积热发病，群医偏执辛温，戒用苦寒，往往不救，深可惜也。总之舌上有厚黄苔，刮之不脱净，或刮下如浆糊者，即脏腑蒸热也，勿服温补。药肆中人，常托医者故意多开补药贵品，以便射利，而医者得分润焉。僻地小邑，此弊最甚。

四十、麻黄人参芍药汤治吐血的道理是什么？

问：先生言虚寒无吐血，何以李东垣有麻黄人参芍药汤治外感寒邪吐血乎？

噫！读医书者岂可如时文家之截上截下乎？李氏书曰：一贫士脾胃虚，与补药愈，后居旷室卧热坑，咳而吐血，东垣仿仲景麻黄汤之法，作此汤愈之。夫卧旷室中之热炕，则外感风寒，内受湿热，其病本属伤寒。咳而吐血，当重读咳字，因咳嗽见红，必所唾无多，略有浮火耳。仲景麻黄汤治伤寒未汗而衄血者，故东垣仿之而效。此病重在虚人外寒遏内热，不重在吐血。治法重在发汗，不重在止血，当入伤寒类，不应入吐血类。列为吐血方者，意欲炫技以欺人，医书中如此者甚多，阅者当具只眼。凡伤寒证，专治伤寒，偶尔见血，不必治血，亦能奏功。李时珍指东垣此方为万世规范，实为东垣所愚。后之医者遂妄增虚寒吐血一门，无非喜用参芪，故意引此条为古人以参芪治血之据，不啻以盲导盲，凡引用古方以害人者，亦如抄袭不对题之文，强题就我，连上犯下，犹自鸣得意也。

四十一、黄坤载以人参干姜汤治吐血对吗？

问：昌邑黄元御云吐血之证，由中下湿寒，土败阳虚，当补中培土。所制灵雨汤，用人参干姜力斥泄火之非。廉阅各种医书，偏执之甚，莫过于此者。先生以为何如？

黄坤载医书甚多，今通行者为《伤寒悬解》等八种。于历代名医，除仲景、孙思邈外，悉遭痛骂，谓皆无知妄作，无一线微通，曰群儿醉梦，曰群凶助虐，曰无赖贼。污蔑之谈，满纸皆是，隐然自命为仲景后身，狂妄刚愎，无逾于此。夫仲景用建中汤治虚劳，系指阳虚，非谓阴亏火旺者也。而黄氏动以温燥之品治劳伤，本与仲景刺谬；诸家滋阴流弊，由于黏滞益热，黄氏不明其故，反诟为泻火伐阳，乃创泄水补火之谈，使病者罹炎火销铄之惨。天下安有中湿而成惊悸吐血者乎？天下安有虚劳而可以人参升提，可以姜桂熏蒸者乎？此理前已详论，兹不复赘。察阅黄氏各种，实仿李东垣重视脾土之意，又并东垣而骂之，殆奴叛其主欤！无论男女老幼，内外万病，不细察舌脉，以别表里寒热虚实，概以脾土受湿四字断之，概以补火燥土四字治之，医理竟如此易易乎？措词夸鄙，时时狂骂，正如市井醉人；金木水火土，五行生克，千篇一律，又如瞽者谈命。不知身体竟是血肉，何尝是真土木？空谈五行，究与病源何涉？壮火杀水，不遗余力，绝不思大地生物，悉资灌溉，使尽为焦土，则赤地不毛，成何世界？又不思胎育之初，阴血阳精，皆由湿化。使人身悉同燥土，则生机顿绝，何能滋长？专门名家之技，非文士所能兼擅，可读者未必可行，犹之腐儒谈兵，驰情千里，不明尺寸者也。长沙徐侍郎板而行之，彼都人士，奉为宝籍，此风传至新疆，被害接踵，吁嗟可悯。

四十二、对黄氏诸种著作应如何评价？

问：黄氏《素灵微蕴》，有云罄心渺虑，思黄帝岐伯越人仲景之道，三载而悟。夫医理果可顿悟乎？其《四圣心源》，论七十六病，清辩滔滔，阳湖张翰风推为长沙而后，一火薪传，果无愧欤？

学问之道，半在读书，半由阅历。孔圣教人，思不如学，岂有冥心顿悟之理？黄氏自谓尊信仲景，然仲景何尝括众病于土湿？何尝专主补火泻水乎？黄氏惟取术家五行、儒家扶阳抑阴之泛语，奉为典要，以杜人口。余按《素问·调经论》曰"百病之生，皆有虚实，阴阳匀平，命曰平人。"盖阴阳二气，贵得中和，固不可阴盛阳衰，亦不可壮阳杀阴。今乃以益火竭水，赅诸医术，是病人必火虚而水实，平人必有阳而无阴，亦不思之甚矣！所编《素灵微蕴》胎化解以下八篇，援引古书，足傲儒儒，医方解以下诸篇，语必诟人，论惟主我。在未读四圣书者，辄以为《心源》默接，《微蕴》独窥，实则拾五行之牙慧，己土偏崇，冒四圣之心传，门墙未入，治法毫无证据，病源但握一经，明是一部论脾土文章，左萦右拂，舒其臆断。夫四圣治病，必本十二经，以参二十七络八脉，推详阴阳，各判某经。阴阳偶偏则为病，故阳盛当毋盛盛，阳虚当毋虚虚；阴盛当毋盛盛，阴虚当毋虚虚。盛者虚之，虚者盛之，不外补偏救弊，使阴阳各得其平，斯为无病。断无偏执补中气，温脾主，升脾阳，不顾脾阴，不论病源属某经，而可以治得其平者。设有脾为火困，中气灼伤，脾受移热，中焦郁蒸，亦第执补中温土，升阳祛水之说。阳已盛而偏盛之，阴未亏而偏亏之，必致脾血温枯，四肢之大肉尽落，脾阳升极，一身之骨蒸内炎。谓此书文理精通则可，医理精通则未可！尽信书不如无书也。余出塞年余，见新疆人之患吐衄、喉痛、牙痛、胸痛、骨痛、胸胀痛、脊背强、嗽白痰、吐清沫、气喘急促，喉结痰冷；或干咳干烧，掌心内热；或二便闭涩；或面红耳热，骨瘦如柴。望其舌则黄黑居多，苔芒腻积；闻其声则呻吟不禁，言语维艰；问其病则初起本轻，服药渐重；切其脉则伏代常见，怪绝多奇；验其旧方则皆遵黄氏诸书，参以陈修园之法，不问寒热虚实，专用补中气、温脾土、升脾阳。安得不逼成内伤实热，真热假寒诸证乎？余未精医理，惟知审六气七情，别表里寒热虚实，对病用药，不敢偶偏。于脏腑实热阳火吐衄各病，用苦寒救补，加重石膏、三黄、承气等剂、大泻实火，以平真阴。其畏而不信者，半途易辙，自取丧亡；其始终坚信者，病痊安身。群医始訾之，继怪之，谓余于诸书无所本也。不知《内经》有云："热淫于内，治以咸寒。盛者泻之，_{至真要大论。}满者泄之。"_{宝命全形论。}是寒凉治实热，理无不宜。若元御之执拗，无论何病，概用温补，不知何所取义？四圣而外，谁知神医，心传之学，由浅及深。病人有舌有脉，本可切实审察，乃舍此不问，过为高论，敷衍五行，托名培土。道在迩而求诸远，事在易而求诸难，粗工嘻嘻，迷诊乱经。

四十三、黄氏使用姜桂参芪等药有什么偏差？

问：《四圣心源》卷四劳伤解，多用姜、桂壮阳补火，又云参芪可补阴，其偏与陈修园相似。又谓半夏、五味能降摄肺胃，此所信否？

此是筑垄填堤，倒行逆施，非先圣调理阴阳之正道也。凡病人本未成痨，苟遵此法治之，未有不成痨者。盖瘦人多火，五脏菀热，菀热，积热也，见《素问·疏五过论》。复投姜桂，六腑消铄。人参为升提猛药，彼则泥本草三十七字之注，作为润肺清金。半夏为燥肺毒物，温血伤阴；五味有涩肺烈性，敛邪入阴。人若肺胃虚寒，用之固能得益；人若肺胃实热，适以连成痨伤，此等误治，医书十有九同。家六世祖得名师口授，疗治劳伤，首戒燥敛，历试信然。

卷三

四十四、喉科疾病的证治大要是什么？

问：喉科甚繁，可举其要乎？

家训云：群书于喉科治法，每分数十种名目，不胜其繁，皆术士故神其说，以欺世惑人耳。其实当分明表里寒热虚实，专经治理，方是正本清源之法。

世所谓喀喉掩喉者，卒然声破无音，饮咽不作痛，用箬叶灰搓碎一掌握，冲开水服之；赤喉者，喉内会厌长而赤，飞丝入喉也，含醋漱之，或用芒硝水含漱亦效；缠喉者，似缠之紧也；锁喉者，似锁住也；传喉者，喉内传寒也；刺喉者，似有刺窒碍也；呛喉者，喉内起红泡而光亮也；哑喉者，喉肉壅塞也；白喉者，喉内起白点也；痹喉者，喉内麻痹也；双蛾喉者，两边有核硬塞①也；单蛾喉者，一边有核硬塞②也；闭喉者，似有物闭塞，气难通也；癣喉者，喉内痒难禁也；烂喉者，喉内腐烂也。癣烂二证，有杨梅疾者多患之。凡人多食椒、姜、旱芹、香菜辛辣物，或好食肥，浓饮醇酒及牛羊肉诸禽兽

---

① 硬塞：校本作"梗塞"，皆通。
② 硬塞：校本作"梗塞"，皆通。

自死肉者，易犯喉证。以上诸证，均饮食咽痛，或牙关拘紧不等，大便多不通顺，或溏泄①，或水泄者，脾热结塞，肠不运化而旁流也。六脉必浮数，全舌必有厚黄苔。初起时，皆因皮毛外感风热，触发肺火，牵动脾胃，实火上炎于喉，结塞痛闭，不能饮食，是由表热而移热于里，治宜表散热邪，里清热气。看其舌脉，病在某经，即专某经凉散之，重则攻泻之，自愈。

凡治喉证，看其表有热邪，皮肤发热，六脉俱浮，全舌各经均未显见寒热虚实色者，治宜先从表散，勿遽用攻里药，恐推邪入里也。此指表证。

若表散不效，邪已入里，皮肤虽发热，六脉与舌已显分寒热虚实，此时忌用表药，须辨明证属某经，即专经用泻药。急救勿迟，可保无虞。此指里证。

如喉咽痛甚，硬核红肿，缠锁甚紧，红白点遍封喉内者，其舌必红赤老黄，或苔腻焦裂干黑②大便必闭结，六脉或伏或代，无至数分显。急当舍脉凭舌，重用生石膏、生大黄、芒硝等药，急凉急下，百无一失，虽危极③亦无虞。切勿误从《验方新编》所载治喉说，谓脉浮数洪大，肺受风寒，而以六味地黄、羌活、细辛等药治之。不明脉理，以讹传讹，戕人甚多，深堪叹惜。盖脉浮者风也，数者热也，洪大者实热也，本非阴虚寒结之证，

①　溏泄：底本作"糖泄"，今从校本改。
②　黑：校本作"燥"，皆通。
③　极：校本作"急"，皆通。

何妄①用六味地黄以填阴，羌、辛以燥寒，得毋一误百误乎？此申明里证之实热者。

或因风寒，会厌闭伤肺气，喉内隐隐微痛不休，咽则不觉甚痛，全舌白色无苔而润，口不干苦，六脉浮迟。此风寒喉证，俗所谓冷喉寒喉也，宜用治风寒喉方。

又有阴虚喉痛者，因虚火伤肺，延及于喉，绵绵作痛，饮咽维艰，腹常作泻，是谓水就下，楼上烧，虚损重证也。两尺脉必极弦数，全舌必绛色而无苔，治宜生熟地黄汤滋阴降火。此难治之证，有命则愈。

治喉之法，当随证辨明，审经用药，看是某经病，专用某经之药，乃为尽善。原不能拘定单方，兹约举一二，俾知医者随时专经加减，非谓此即一定之方也。

治喉表散方：六脉浮数，舌色全红或浅黄，各经未甚分别者宜之。若邪已入里则忌表。

真山豆根二钱，苦桔梗一钱，连翘一钱，黄芩二钱，赤芍一钱，竹叶一钱五分，薄荷八分，生甘草一钱

治喉解表清里方：六脉浮数，舌中有黄苔者，或舌焦燥者均宜之。若舌脉不对则不可用。

真山豆根一钱五分，枯梗七分，薄荷六分，甘草一钱，雪白生石膏一两，生知母二钱五分，黄柏一钱五分，黄芩二钱，黄连一钱，竹叶一钱

治喉解表清里并攻泻实热方六脉数实，舌老黄苔腻，或焦燥

---

① 妄：底本作"忘"，今从校本改。

黑裂者均宜之，脉伏代者亦宜之。若舌脉不对则不可用。

真山豆根二钱，生桔梗一钱，甘草一钱，楂肉二钱，雪白生石膏二两，生知母三钱去毛，黄芩三钱，黄柏二钱，黄连一钱五分，生大黄三钱，芒硝三钱，生枳实一钱五分，生厚朴一钱。如喉干痛甚，则一、二、三倍重加石膏；如大便闭多，加大黄一二钱，大便结甚多，加芒硝一钱；小便不利加木通一钱。凡传染速者必是实热，宜用此方。病轻者，分量酌减，凡用大黄必须在早晨饭前。

治风热、实热煎水嗽喉方

生芒硝一两非元明粉也。凡喉内咽痛，或有红泡白点硬核者，均宜用芒硝一两，冲开水日夜屡次漱喉，久则唾出。使喉中胶丝热津随水带出，风热即因之而散也。喷唾后，以清水漱净，乃以小竹筒吹粉入患处，俟药气冰凉过后，再用芒硝水如前漱治，以不痛为止。

治喉感风寒，咳嗽咽痛方六脉浮迟，全舌白色无苔，不干苦，各经无甚分别者宜之。若舌脉不对，则不可用。

真山豆根一钱，桔梗一钱，甘草七分，半夏一钱五分，陈皮一钱，生姜三片，白茯苓一钱五分，紫苏七分，荆芥五分

治风寒隐隐微痛，寒冷喉方六脉浮迟，全舌白润无苔者宜之。若舌脉不对则勿用。

熟附子二钱，干姜一钱五分，肉桂心七分，防风一钱，荆芥一钱，桔梗一钱，炒山豆根七分，陈皮六分，半夏一钱

治阴虚喉痛，生熟地黄汤两尺脉弦数，全舌绛色而无苔者宜之。若舌脉不对则不可用。

生地、熟地各四钱，淮山药、山萸肉各二钱，丹皮、泽

泻、白茯苓各一钱五分

吹喉药粉方喉内无硬核，或有红肿痛者均宜之。

硼砂五钱，真婆律龙脑香一钱，即真梅花冰片。共研为细末。

又方喉内不论有核、无核，或红泡、白点、肿痛均宜之。

人中白茜五钱，即尿缸内边结成块之茜也。用瓦焙干，以能研成末为度，不可焙至老黄焦黑色。梅花冰片一钱，硼砂五钱，同研末。

又方喉内有硬核、红泡、白点、肿痛痒烂均宜之，惟孕妇则勿用麝香。

人中白茜五钱，硼砂五钱，青黛一钱，梅花冰片一钱，麝香七厘。共为末。喉风以山豆根为要药，行人常备此物，可以济急。若遇有猝感喉风证者，即令以真山豆根一钱煎水饮之，并以数片唅之。当时虽不能痊愈，必可挽危急，以俟医治。

四十五、癫狂病怎样进行舌脉辨证？

问：诸病皆可凭舌脉以别寒热虚实，若癫狂之人，舌脉难辨，将奈何？

《传薪集》有五行辨证法，遇疯癫狂暴之人，如舌色不分，六脉伏代，无可辨别者，当陡然执其头发，怒以声色，看其头直冲起者，以水力压下。克之而止，即是火症。以寒凉属咸水也。药为君，佐以苦酸甘辛药为臣治之。看其头坠缩下者，以土力重镇。克之而止，即是水证。以寒凉属甘土也。药为君，佐以苦咸酸辛药为臣治之。看其头摇东向者，以全力坚卓。克之而止，即是木证。以寒凉属辛金也。药为君，佐以甘酸苦咸药为臣治之。看其头摇西向者，以火力撑上。克之而止，即是金证，以寒凉属苦火也。药为君，佐以咸酸甘辛药为臣治之。看其头摇之镇静不动者，以木力干直。克之而动，即是土证。以寒凉属酸木也。药为君，佐以苦辛甘咸药为臣治之。若是舌脉五行均不能辨之证，别无治法。凡癫狂皆属实热证，虚寒无癫狂证，每有心神恍惚大愚不灵者，虚证常常有之。又有痰迷心窍而痴呆似癫者，然必有舌脉分明可判，即从舌脉辨准，专经调治自愈。世有不知辨证者，一见癫狂之证，即作为心神恍惚痰迷心窍，每多用朱辰砂镇心补心化痰等药，医治不效，误人多矣。皆缘不能辨证耳。

四十六、绝证有没有真假分别？

问：陈修园所著《时方妙用》，罗列各绝证，决为若干日死，绝证岂皆不救乎？抑有真绝证假绝证之别乎？

雷公《对诵经》三国吴太医令吕广重订。论望色有五十七绝证辨，原有真假之理。陈修园节录之，竟指为望色危候，添注二、五、六、八、九日等死字。既昧真假之别，亦无疗治之方，想修园见此等证，即使舌脉尚可医，明是假绝证者，彼亦不以为然也。见死不救，居心何忍？某非敢訾议前人，惟生死大事，不能不剖析之，以重民命。家训解《对诵经》辨绝证云：绝证是真，原无可治；绝证是假，容或可医。非但以症论证必参舌脉辨证，而绝证之真假乃判。盖绝证是真，危在顷刻；绝证是假，有待崇朝。崇朝即是可救之候，何况于数日乎？凡此等证，多因脏腑郁积甚久，宿患已深，或偶为六气侵淫，七情触动而发；或因调治失宜，误服药食而生。里证居多，表证无；热证居多，寒证少；实证居多，虚证有。专凭舌脉辨其某经寒热虚实以治。惟绝证甚诈，真假本属难分，往往诊之于脉。六脉伏矣，或代或散，辨无可辨矣，则急舍脉凭望舌以分之，十证可辨其八。间①有牙关锁闭，舌已无可望者，则又当舍舌脉而从五行医法，别其寒热虚实以治。若五行试之不灵则立即绝也，无待于医，又何有于数日哉？

四十七、五十七种绝证怎样分辨真假？

问：五十七绝证，真假之别，愿闻其详。

喜笑不休卒然倒，大笑而卧，眉息回视，双手迫胸，均心绝真证，无治法。若是假证，脉多见伏代，舌必显出某经受病之据。皆由脾胃移热于心，心已热极，治宜

---

① 间：底本作"问"，今据校本改。

破格苦寒方。虚寒者无此证。

舌卷囊缩，目正圆瘛，吐沫面赤，面青黎黑，发直齿枯，发与眉冲起，发直如麻，不得屈伸，自汗不止，手足爪甲青或脱落，呼骂不休，爪甲下肉黑，手掌肿而无纹，脐突足肿，声如鼾睡，面青伏眼，面青目盲，汗出如油，目昏暗，均肝绝真证。假证脉多伏代，惟舌必显出某经病据。皆由脾胃实热，热逼伤肝。肝已热极，治宜破格苦寒方，肝脾胃并救之。虚寒无此证。

喘气不纳，毛发干焦，鼻歕、咳嗽、面赤气急，口张，气有出无入，落枕，咳喘不休，均肺绝真证。假证脉多洪、数、伏、代、涩、散不等，惟舌必显出某经病据。多因胃热逼甚，上炎于肺。肺经热极，以破格苦寒方救之。虚寒无此证。

口张不合，足肿腹热胪胀，泄利不禁无时，喘促肢重，眼胞肿黑，手足抽搐，鼻准黑暗而孔干，均脾绝真证。假证脉右关必极数而弦，或伏代不等，舌中有黄黑苔，多是胃火逼迫。脾经热极，治以破格苦寒方救之。虚寒无此证。

口冷足肿，泄利无时，饮食不能进，眼胞鼻准痿白，均脾绝真证。假证脉右关极迟而弱，或伏代不等，舌中色白无苔，多是脾经虚寒已极，治以破格甘温方救之。实热无此证。

肌肿唇反，舌中黑，牙床乌，脊骨肿痛，身重不可转侧，唇舌缩，均胃绝真证。假证右关脉必极数实，或伏代不等，舌中必有芒刺焦干，多是胃经热伤已极，治以破格苦寒方救之。虚寒无此证。

耳干舌肿，溺血，大便赤泄，大肉干枯，尸臭，均肉绝真证。假证脉多伏代或数极不等，舌必全舌苔腻，干焦，多是五脏六腑实热已极，治以破格苦寒方救之。虚寒无此证。

面黑直视，目瞑不见，目不润，口无津，均阴绝真证。脉弦数，舌无苔者，以破格甘寒方救之。假证脉数极，或伏代不等，舌必焦燥，苔裂，多是肝肾热极，治以破格苦寒方救之。虚寒无此证。

目眶陷，目倒倾，汗出如珠，口气直喷，手撒，凸眼，均阳绝真证。假证脉多似游虾，又如屋漏，酷肖绝脉，舌必显出某经病据。多是五脏热伤气血，治以破格苦寒方救之。若是六脉迟弱。至数分明，全舌无苔，白色湿润，则是五脏虚寒已极，治以破格甘温方救之。

齿干枯，面黑，舌缩，耳歇，目黄，腰欲折，自汗，均肾绝真证。假证脉多伏代，舌必显出某经病据，皆由脏腑极热，误服温补，盛盛其里者居多，治以破格苦寒方救之。虚寒无此证。

四十八、《神农尝毒经》与《神农本草》何异？

问：杨绍基所传《神农尝毒经》，既为仲景悔过之作，则此经所论药性，必与仲景前订之《神农本草》互有歧异，可得闻其略乎？

《尝毒经》订正救补损毒王道药性，皆无他药可代者。今约举四十味以见其概。

黑附子，即乌草头子也。温燥猛烈，熟者独用温燥五脏，引用温燥[①]六腑，表用温燥风寒。脏腑虚寒之人尝之则救补，实热之人尝之则损毒，表亦如之。生用疗跌打。畏瑞鸽血、黄芩、黄连、黄柏、大黄、犀角、黄芪、人参、甘草。宜姜、椒、桂、麻黄、细辛；忌黑豆。又乌嘴天雄侧子、漏蓝子、土乌头即附子之杂种，《汉本草》、《华佗本经》增入之名色，《尝毒经》无此名。

白附子，即白草头子，甘辛温燥猛烈，专温胃燥散风寒。胃寒者尝则救补，胃热者尝则损毒。畏忌与黑附子同。

姜，辛温猛烈，生用散表，连皮干姜温中燥散，去皮温胃不散。连皮煨姜温脾胃。独用温脾胃，引用温十二经，表用温表，里用温里。脏腑虚寒者尝则救补，实热者尝则损毒。畏制半夏、厚朴、石膏、知母；宜桂、附子、芍药、大枣；忌椒，羊肉。

肉桂，即椊木皮，去皮去肉用也。辛温猛烈。辛油燥风寒，醋油紫油温血回阳。温利心肝肺气，温燥三焦寒湿。独用温五脏，配用温六腑。脏腑虚寒人尝则救补，实热人尝则损毒。醋紫油肉桂能温血回阳，如遇人血寒

---

① 温燥：底本作"湿燥"，今据校本改。

已极，阳火尽泄于外，大发烧热，势将欲脱，乃真寒假热证，服之即能温血，引阳火归经，则热自退，不得谓之引火归源也。畏石膏、黄芩、大黄、黄连、黄柏、天冬、麦冬；宜参、芪、甘草、制地黄、柴胡、紫石英；忌葱、椒、石脂。至若菌桂、筒桂、牡桂即薄桂也，皆《汉本草》及《华佗本经》所增，《尝毒经》无此名目。

神桂，即老椹木之桢干也。年久油结皮软，入夜发光，取时必以石矢中其光，光收树槁，乃能温凉补泻。皮软油酢，引火归源，常服不老。脏腑寒热虚实之人，尝之皆救补无损毒。汉张仲景云："神桂最难得，得之胜金玉。"近世通遵张仲景初编《神农本草》为《神农经》，诸家又增减节录，概以肉桂为引火归源，不辨名色，误人多矣。缘未读仲景增补释误之《尝毒经》耳，述此为博通者悟。

人参，即神草根也。天生奇物，俨有人形，年深日久必有呼声。焰光夜发，取得其精，应参之宿，是地之灵，温凉补泻，尝均无毒。若积年未深者，虽有人形，必无呼声。焰光未发，必无神灵。甘温微苦，升提猛烈。独用升提十二经血气，配用扶十二经阳气。脏腑虚寒者尝则救补，实热者尝则损毒。畏藜芦、五灵脂；恶皂荚、黑豆、紫石英；宜黄芪、白术、茯苓、甘草、麦冬、干姜、升麻；忌铁、童便。《传薪集》云近今所用者，均辽东、上党、高丽、潞州，及沁、辽泽、箕、平、易、檀、幽、妫、并，各州所出者，积年未久，当从甘温升提，用则不误。

白术，甘温燥。猛烈燥湿，健脾和中，温气血。脾气血虚寒者，尝则救补；脾气血实热者，尝则损毒。

苍术，辛温燥猛烈。升阳燥阴，燥湿散寒。脾虚寒湿者，尝则救补；脾实热燥者，尝则损毒。

黄芪，甘温猛烈升阳。生用固表，炙用温里。治诸痈疽。排脓活血。表里气血虚寒者，尝则救补；实热者，尝则损毒。宜参、苓、术、草；畏白鲜皮、龟鳖甲；忌乌药。

甘草，味甘性平。补泻升降，通表达里，和百药，固中气。生则清凉，炙则甘温。中气虚者尝则救补，中气满者尝则损毒。恶芫花、大戟、甘遂、海藻、远志；宜参、苓、芪、术、制姜、桂、附。

赤茯苓，甘平猛烈。利水走表，泻脾。脾湿者尝则救补，脾燥者尝则损毒。

白茯苓，甘温猛烈。泻湿，健脾胃，泻小肠脾胃。小肠有湿者尝则救补，无湿者尝则损毒。

白茯神，夹木心者是也。甘温猛烈，镇心肾。心肾虚者尝则救补，不虚者尝则损毒。畏白敛、地榆、雄黄、秦艽；忌酸醋。

鹿茸，甘温补血，壮阳猛烈。治血寒羸瘦；四肢软弱，血不营筋，精寒阳痿，肾寒腰痛，女人血寒崩漏。寒人食则补血，热人食则吐血。寒胎则安，热胎则下，走十二经血分。脏腑虚寒者尝则救补，实热者尝则损毒。

当归，即归身也。苦温猛烈，头止血，尾破血，身和血，全用则调血归经，温中止痛。配血气药则补血气，通十二经脏腑血气。虚寒者尝则救补，实热者尝则损毒。

芎䓖，即川芎也。辛温升阳猛烈，散头脑风寒，行血通经，排脓消瘀，温益肝胆气血。肝胆虚寒者尝则救补，实热者尝则损毒。

大枣，生用甘温，助湿损脾，多食膨胀；干用甘温五脏，助湿热。常食生虫损齿。通十二经。少用引行百药，多用配糖，滞中伤胃。脏腑虚寒者尝则救补，实热者尝则损毒。

芍药，赤者凉血，利水猛烈；白者苦甘酸敛猛烈，平肝益脾，敛血止痛，敛气敛阴，温固腠理，利膀胱大小肠。肝脾气血虚寒者尝则救补，实热者尝则损毒。

麦门冬、天门冬，甘温入阴猛烈。滋水制火，补肺清心，治阴虚亏损，吐脓吐血，痰嗽气喘。阴虚火炎者宜用，阳火内炎者勿用。若误用，则能引阳火人阴。心肺阴亏火燥者尝则救补，阳火盛阳及虚寒者尝则损毒。

生地黄，苦寒泻火猛烈。治各经吐血、衄血。脏腑实热者尝则救补，虚寒者尝则损毒。

干地黄，甘凉入阴猛烈。滋补心肝肾阴血，能引阳火入阴。阴火虚亏者尝则救补，阳火盛实者尝则损毒。

熟地黄，甘温入阴猛烈。温补十二经阴血，专填补肾阴虚亏，能引邪火阳火入阴。阴血虚亏者尝则救补，邪火阳火血热者尝则损毒。

石膏，以细理雪白为良，辛涩苦寒猛烈。走气分，入阳明，发邪汗，止自汗，退单烧热，疗实热。伤寒头痛如裂，实火牙痛，口渴，唇焦，舌黄，舌干，舌黑裂，阳火内炎，发热恶寒，日晡烧热，衄吐咳嗽痰喘，胃热呕吐呃逆，肚泻，实热四肢作战，筋惕肉跳，膈胸痃结，惊悸恶梦，龟胸劳结，血热斑疹，皮肤燥痒，日不能睡，夜不能眠。化解诸温燥药。独用入肺胃，配用入十二经。脏腑实热者尝则救补，虚寒者尝则损毒。

犀角，以暹罗分水犀为良。苦寒咸酸猛烈。走血分，凉血，泻阳火。治疗与石膏同功，惟走气血略殊。脏腑实热者尝则救补，虚寒者尝则损毒。恶附子、雷丸，忌益智仁、乌药。孕妇勿服。犀角以雄犀、角壮、黑色、根大、肌皱折裂，尖圆光润、底有窝如蜂房深、盖耳听之有海涛声涌者良，划水能分者尤为水犀上品。如无水犀，即山犀亦可用，惟以生取者为良。若入耳无海涛声，则是自解犀、奴犀、牸犀、病水犀、挛子牐、无润犀，入药无功。

羚羊角，以入耳有声，角弯有挂树痕为良。咸寒猛烈。平肝泻火，舒肝郁，安肝神，散肝风，除邪气惊梦狂越僻谬，壮肝胆，强筋骨，治一切热证。独用入肝，配用入十二经。脏腑实热者尝则救补，虚寒者尝则损毒。能碎金刚石，貘骨成粉。忌商陆、大戟。

蚳母，即知母也。苦寒猛烈。清金泻火，润燥滋阴，升提金石，散邪退热，利水消痰。独用入肾胃大小肠，配用通十二经。脏腑实热者尝则救补，虚寒者尝则损毒。

黄檗，即黄柏也。苦寒猛烈。泻火，滋阴润燥利湿解热。独用入脾肾，配用通十二经。脏腑实热者尝则救补，虚寒者尝则损毒。

黄连，苦寒猛烈，治一切实热五劳，筋劳、骨劳、皮劳、气劳、血劳是也。七伤，伤筋、伤骨、伤皮、伤气、伤血、伤脏、伤腑是也。羸瘦气急，误服温补药，咳吐脓血诸证。独用入心，佐用通十二经。脏腑实热者尝则救补，虚寒者尝则损毒。畏款冬花、牛膝；解乌头、巴豆；忌猪肉。多食饱膈，少食亦无损。

黄芩，苦寒猛烈。治一切实热，化热痰凉血气，去瘀安热胎，解热药，利热湿肿，养阴退阳。独甩入脾肺胃，佐用通十二经。脏腑实热者尝则救补，虚寒者尝则损毒。

大黄，苦寒猛烈。疗一切实热、内伤、衄血、吐血、胎热、腹胀、咳嗽痰喘、郁结闭塞诸证。利大小便，下邪热，泻阳火，救真阴。独用入脾，佐用通十二经。脏腑实热者尝则救补，虚寒者尝则损毒。宜黄芩，恶干漆。

朴硝，即硝石也。苦寒猛烈。疗一切实热，清五脏郁结，逐六腑积聚。破留血，除热邪，养胃安神，泻阳火，救真阴。脏腑实热者尝则救补，虚寒者尝则损毒。恶苦菜、苦参、姜、椒、桂；畏女菀、杏仁、竹叶、细辛。若芒硝、牙硝、盐硝、生硝、焰硝、火硝、皮硝、地霜、北帝元珠，均《汉本草》、《华佗本经》增入之名。元明粉即白龙粉。唐明皇诏终南山道士刘元真，按仙经修炼，以长流水煮朴硝，入萝卜、甘草同煎去滓，入沙瓶以泥封口，用火煨干水后，再用甘草研末为粉，号元明粉。李时珍《纲目》引证详明，《尝毒经》无此名目。

枳实，七八月采者为枳实。苦寒辛酸猛烈。行气破旧积，除寒热结，长肌消食，疗郁久内热，安五脏六腑。九十月采者为枳壳，宽中益气，开胃健脾，破新积，功用与枳实略同，脏腑实热者尝则救补，虚寒者尝则损毒。忌大枣。

厚朴，即榛树皮也。苦降[①]辛温猛烈。新则辛温，旧则苦降；用辛燥则连浮皮，用苦降则取油肉。安五脏六腑，疗霍乱膨胀，调中气，厚肠胃，舒寒热郁气。配凉药则凉，配热药则热。脏腑气实者尝则救补，气虚者尝则损毒。宜姜，恶泽泻、硝石、寒水石，忌黑豆，食之膨胀。

茈胡，即柴胡也。苦散升燥猛烈。散少阳表邪，专入心肝胆，大泻肝气，疗寒热往来。少用能升补药，多用极燥真阴。表有邪者尝则救补，表无邪者尝则损毒。

防风，甘温燥散猛烈。专散太阳太阴阳明经寒邪，能通十二经络，搜发风寒。表邪在太阳最浅时，若用之稍无节制，即直达阳明，引通经络。表有邪寒者尝则救补，表有热邪者尝则损毒。

独活，即羌活母也。苦温燥散猛烈。搜发百节风寒，升散太阳少阴厥阴寒气，并通十二经络，燥湿疗痹。有是证者尝则救补，无是证者尝则损毒。

---

① 苦降：底本作"苦寒"，今据校本改。

细辛，辛温大燥猛烈。搜发少阴厥阴风寒，温燥血气，能通表里。表里均有寒邪者尝则救补，实热者尝则损毒。

麻黄，燥温猛烈，入太阳少阳阳明经，燥散风寒，解肌发汗。各经感有寒邪者尝则救补，各经感有热邪者及实热者尝则损毒。

桂枝，温燥猛烈。走太阴太阳，燥散风寒，解肌发汗。各经感寒邪者尝则救补，感热邪者及有实热者尝则损毒。

梨，名称不一，惟雪梨入药。即乳梨也，皮薄肉白如雪。连皮生食，甘寒润五脏六腑；去皮熟食，酣甘助湿。脏腑实热者尝则救补，虚寒者尝则损毒。制附、桂、姜、椒；忌苍术；畏细辛。

四十九、十二经温凉补泻药各有哪些？

问：十二经温、凉、补、泻药味如何区别？

肺经药味：

温　麻黄燥散、生姜散、天南星散、款冬花辛、苏梗散、制半夏燥、各色烟燥阴、北五味敛补、陈皮燥。

凉　石膏泻阳火救真阴、黄芩泻阳火、黄连泻阳、黄柏阴、竹茹阳、地骨皮泻阴火、山栀阳、元参阴、麦冬阴、天冬阴、天花粉阳、竹沥阳、山慈菇阳、知母阳、马兜铃降气。

补　黄芪阳气、人参阳气、党参阳、沙参阴、百合敛、燕窝阳、阿胶阴、天冬阴、麦冬阴、淮山药阴、冰糖阳。

泻　薄荷凉散、紫苏温散、荆芥凉散、葶苈凉气、胆星即南星，温燥散、升麻燥温、桔梗散、白芥子温、麻黄温燥散、牛蒡子以牛胆制者凉、前胡降气、紫菀辛温、桑白凉气，苏子温散降气、贝母凉、杏仁温、竹茹凉、马兜铃凉降气。

心经药味　心包络经同：

温　枣仁补、远志补、柏子仁补、益智仁补、肉桂散补。

凉　黄连、连翘散、天冬补、麦冬补、生竹卷心、生灯草心凉。

补　茯神、五味子敛、枣仁温、远志温、益智仁温、当归温血、白芍敛、天冬阴、麦冬阴、人参升阳、丹参阴。

泻　木通凉、车前凉、连翘凉、竹卷心凉、灯心凉。

小肠经药味：

温　枸杞子补、胡椒燥湿、茴香燥湿、肉桂泻寒气。

凉　黄连泻热、木通泻热、黄柏泻湿热。

补　生地黄凉血、熟地黄凉血、枸杞子温、五味子敛温。

泻　木通凉、车前凉、海金沙凉利水、川楝子气、赤茯苓利湿、土茯苓利水湿、苡仁利水、灯心凉、橘核气、猪苓利水。

三焦经药味：

温　乌药辛降气、白豆蔻暖脾胃，燥气、胡桃补命门火。

凉　山栀泻热、黄柏泻热、麦冬泻阴火、地骨皮泻热、青蒿_{泻热}、连翘_{泻热}。

补　黄芪_{阳气}、人参_{升阳气}、淫羊藿_阳、鹿茸_{血阳}。

泻　青皮_{温气}、木香_{温行气}、柴胡_{升散}、香附_{温行气}。

大肠经药味：

温　胡椒_燥、破故纸_{补燥}、枸杞子_补、当归_{活血}。

凉　大黄_{攻积泻热}、黄芩_{泻热}、地榆_{行血}、黄柏_{泻热}、知母_{泻热}、槐花_{凉血}、槐实_{凉血}、连翘_{泻热}。

补　淫羊藿_温、粟壳_{敛血}、诃子肉_{敛血}、百合_{敛血}。

泻　大黄_凉、桃仁_{凉破血}、雷芄①_凉、火麻仁_凉、秦艽_{凉散}、旋覆花_{温行血}、郁李仁_凉、杏仁_温、大腹皮_{行气利水}、白芷_散、鲜梨_{凉润}。

脾经药味：

温　木香_{行气}、煨姜_补、苍术_{燥湿}、白术_补、藿香_{降气}、益智仁_补、砂仁_{行气}、白豆蔻仁_敛、焦谷芽_{行滞}、川椒_燥、附子_{燥散烈}、巴豆_{燥烈}。

凉　大黄_{下热攻积}、黄芩_{化热痰}、瓜蒌霜_{化顽痰}、黄柏_{泻湿热}、山栀子_泻、金银花_{泻血热}、知母_{泻热}、茶叶_{消滞行气}。

补　白术_{温阳}、黄精_阳、山药_阴、扁豆_阳、苡仁_阳、大枣_阳、炙甘草_阴。

泻　厚朴_{新者辛温、陈者苦降行气，须分别用}、枳实_{消旧积行气}、莱菔子_{解参行气}、麦芽_{消食滞}、山楂_{滞肉消}、枳壳_{宽中消新滞行气}、大腹皮_{行气}、使君子_{消虫行气}、白芷_{温散}、槟榔_{行气}、

____
① 雷芄：底本、校本同，疑为"雷丸"。

陈皮温散寒痰。

肾经药味：

温　破故纸即补骨脂，阳、鹿茸阳、鹿角胶阳、山茱萸阳、菟丝子阴、大茴香燥、艾叶燥、附子。

凉　朴硝凉阳火、元明粉阳、苦参阳、生地阴、丹皮阳、知母阳、滑石阳。

补　熟地黄阴、枸杞子阳、淫羊藿阳、北五味温敛、生地黄凉阴、何首乌敛阴、巴戟天温血阴、杜仲阳、龟板阴、女贞子阳。

泻　猪苓利水、泽泻利水、知母凉、赤茯苓利水、苡仁利水。

肝经药味：

温　肉桂、桂枝燥散、吴茱萸燥散、细辛燥散、胡椒燥、菟丝子补、艾叶散、茴香燥、骨碎补。

凉　龙胆草燥、黄连寒、羚羊角寒、夏枯草寒、石决明寒、菊花散、青蒿散。

补　枸杞温、五味子敛、乌梅敛、山茱萸温阳、菟丝子温、何首乌阴、当归阳、白芍阳、蒺藜阳、鳖甲阴、牡蛎阳、木瓜利水、龙骨阳。

泻　青皮温散、莪术破血、郁金散行血、桃仁破血、陈佛手温行气、白蒺藜凉散、钩藤散、沉香温行气、川楝子凉气、川芎升散、赤芍凉血、香附温行气、木香温行气、柴胡升散、山栀子凉、延胡索破血。

膀胱经药味：

温　乌药_{行气}、吴茱萸_{燥行气}、茴香_{燥行气}。

凉　龙胆草_{泻火}、甘遂_{猛烈泻火}、瞿麦_{利水破血治淋}、海金沙_{利水治淋}、黄柏_{泻湿}、茵陈_{利湿}、车前_{利水}。

补　熟地_阴、枸杞_阳、淫羊藿_阳、北五味_敛。

泻　薄荷_{凉散}、羌活_{阴散}、荆芥_{凉散}、紫苏_{温散}、麻黄_{燥散}、防己_{凉利水}、木通_{凉利水}、猪苓_{凉利水}、葶苈_{凉利水行气}、独活_{温散}、防风_{温散，通十二经}、川楝子_{苦寒利水治虫}、前胡_{降气}、泽泻_{凉利水}、葱_{温行气}、蒲黄_{行血消瘀}、藁本_{温散}。

胆经药味：

温　肉桂_{补阳}、细辛_{燥散}、山茱萸_补。

凉　槐实_血、龙胆草_{泻火}、青蒿_散。

补　枣仁_温、乌梅_敛。

泻　桔梗_散、青皮_{散气}、柴胡_{升散}、香附_{温行气}、川芎_{散温}、秦艽_{辛温散}、畏牛乳。

胃经药味：

温　干姜_{补散}、高良姜_散、益智仁_补、肉豆蔻_敛、草果_燥、丁香_燥、木香_{燥降气}、胡椒_{燥散}、辛夷_燥、藿香_{降气}、砂仁_{行气}、半夏_{燥痰}、厚朴_{行气}、川椒_燥、乌药_燥、附子_燥。

凉　生石膏_阴、犀角_阴、知母_阴、黄芩_阴、黄连_阴、黄柏_阴、天花粉_{化新痰}、石斛_阴、葛根_散、芦根_散、竹叶_散、萆薢_{利水}、瓜蒌仁_{化顽痰}、竹茹_{降气}。

补　黄芪_阳、白术_阳、大枣_阳、扁豆_阳、山药_阳、炙甘草_阳。

泻　石菖蒲_{温散}、枳实_{温行气消旧疾}、雷丸_{消积化虫}、白芥子_{辛行气}、莱菔子_{辛行气}、神曲_{行滞}、苏梗_{温散降气}、蔓荆子_{温散}、麦芽_{行滞}、枳壳_{温宽中，消新滞}。

附列霸药十二味：

芫花、荛花、甘遂、大戟、商陆，均苦寒大毒。牵牛，黑丑辛热大毒。皆大通行，破积泻气，利水。极霸药，非有坚积水湿聚结不可轻用。莪术、三棱、姜黄、红花、桃仁，均苦辛破血极霸药，非有积血久郁不可轻用。

卷四

五十、食物对人体有什么损益？

问：食物之损益？

猪肉　甘平无毒。形瘦体弱者少食能肥体，壮气盛者多食生痰。无病食则有益，感邪食则闭邪，同黄连食则膨胀。

羊肉　甘苦大热。温补营卫，攻发一切热病。虚寒者食之补，实热者食之损。忌以铜器煮食，食久男损阳，女暴下。中其毒者，以甘草解之。黑羊白头，白羊黑头其肉毒。

牛乳　味甘寒。补脾，治虚损瘦弱。脾虚寒人食则有补，脾实热人食则无益。忌酸醋、生鱼、猪肉。同食久，则发癥癖病。中其毒，以大黄解之。牛乳以纯黑牸牛为良，黄花杂色者毒。

马乳　味甘寒。泻胃，治胃火实热，走马牙疳。胃热食则有补，胃寒食则无益。忌与鱼鲙，食则作瘕，与酸醋食则作癥。中其毒，以川连、大黄解之。马乳以纯白马为良，杂花色者毒。

乌骨鸡　凡诸鸡肉，俱温阳动肝，无多取治，惟白绒毛、重冠绿耳、十指、乌骨者入药。甘温补阳，治阳火不足，气血虚寒。男食壮阳益精，女食益孕。血气虚寒者尝则救补，实热者尝则损毒。

乌骨鸭、白鸭、花鸭，以老为良，甘寒泻湿。惟白毛、有顶、黑骨者尤良。甘寒，滋阴补肾，长肌延年。治虚损内伤，阴阳火燥。脏腑实热者尝则救补，虚寒者尝则损毒。

瑞鸽《尝毒经》云：鸽不一色，白鸽解诸药毒，温补血气，疗请寒恶疮。各杂色鸽多不入药，惟头尾毛黑，中间毛白，界画分明，嘴短目赤黄，尾毛十二条，应十二经也，颈毛照日红绿，取阴阳鼓荡也；形象鹦鹉者，入药最良。白嘴极上，乌嘴次之，名瑞鸽，又名鹦鹉鸽。鸽性最淫，鹦鹉性节，此种乃鹦鹉配鸽而得。此黑白判异、阴阳相生之品，味甘平，阴阳并补。治阴阳气血两虚，男子血脱危急，女人血崩不止，解误服生附子麻痹不省人事，及诸毒药不省人事诸症。常食则调和阴阳气血，绵延嗣孕，益寿延年。如白毛内插黑毛，黑毛内插白毛，谓之阴阳错杂则不入药。《传薪集》瑞鸽歌：瑞鸽生来却不同，祖为鹦鹉庇其躬，其始本鹦鹉，配鸽而生者。天然黑白分明见，起死回生第一功。鸽儿嘴白最为良，眼用赤黄头要方，无凤髻者则以方头为上，圆头亦可用。怜彼阴阳能判异，啖之益寿延年长。插羽佳人世共知，阴阳配合最相宜，黑毛为阴，白毛为阳，以界划齐为上。休夸毛脚争先市，凤髻朝阳勿倒垂。有凤髻者则以朝阳为上，倒垂者不入药。又云：

每年夏至、冬至、端阳日，宰三冬瑞鸽熬汤，漂盐调淡味，取汤一瓯，鸽肾一只，面向东方食之。食后伏气叩齿三通，延年益寿，寒热虚实人均宜。瑞鸽血能解诸药及百虫毒。瑞鸽屎以生雏后拾取者为良，名左盘龙，味辛温，治冷气心痛。用瑞鸽屎存性，以酒少许熬水服即止。阴证腹痛面青甚者，用瑞鸽屎一勺炒黄研末，以酒少许和开水澄清后服之即愈。头疮、白秀，用瑞鸽屎炒黄研末，先以醋洗净患处，掺之即愈。反花疮毒，初生恶肉如米粒，破之，血出肉随生反出于外，用瑞鸽屎三两炒黄研末，以温汤水洗后掺之即愈。及中风、中阴风、上下马风，不省人事，外感风寒诸证，均炒黄瑞鸽屎一勺，煎水急投可以救活。或阴风夹外感时邪者，则用薄荷五分，荆芥五分，配孳尾后瑞鸽屎炒黄十二粒，同煎水服神效。

燕窝　《尝毒经》云甘平补肺，是海燕痰也。当春夏时，掠空翔飞，相逐风雨，劳其筋骨，活其气血。春来秋去，冬月伏蛰海边岩洞，不食物而吐其痰，以舒气。初吐血痰，后吐白痰，其痰即春夏劳活之精血。人嗜食之，以其能补也。家训云：近因此物难得，价值日昂，人心不古，皆以燕窝一成，和海风菜九成，煎成胶，用纯毫笔点滴，巧造成窝，欺世图利，前所谓真燕窝者，概未曾有。夫真燕痰，本清润补肺健脾，海风菜生于海滨石上，乃燥敛温血，今人往往食燕窝反觉燥敛者，非燕痰之误，乃海风菜之假也。食今之燕窝作清润肺脾则误，作温敛肺脾则验。

鱼翅　即鲨鱼翼之筋也。色黄白，味甘辛，补肺脾胃，益气血。与鸡汤煮则补阳，与鸭汤煮则补阴，与肉汤煮则平补。常食令人强健。

鱼肚　色黄白，味甘。以闽黄花鱼肚为良。补肺脾，益精血，与乌骨老鸭煮食，能治虚劳内伤。凡阴虚人用半酥而不透心者，漂清火气，煮老鸭汤常食，能长肌强健。

海参　即海蚂蝗。能食人血者，毒物也。凡腌海参，必用一池，以石灰生矾等药制其毒性，故必漂净灰气方可食，然仍发热助阳。自明汪颖以其熬能成胶，谓可滋阴者误也。按《传薪集》食物类云：海参有毒，但治女人乳汁不通，与猪脚熬食能通乳汁，余外惟利口耳。一切旧病，吐衄诸证，食之能发。

鳖　在水者小，俗名团鱼，又名黄沙鳖；在山者大，俗名山睡，形似龟，无耳，以目为听，身有肉裙。纯雌无雄，以蛇鼋为匹，隔江喷卵，随日影而生，阴中阳物。《尝毒经》云有大毒，不用其肉，惟用其甲耳。汉唐后诸家本草谓其肉甘平无毒。可滋阴补益，有团鱼丸之方。又因其味厚，人嗜食之。家训云当以有大毒为是。此物之损人，确有明证，戒之为妥。倘同苋菜食，肚胀痛，生血鳖；与鸡子食，胸满气急。皆以白马尿治之。孙思邈云：同猪兔鸭三样肉齐食，损人无治；同芥子食，生恶疮；妊妇食，令子颈短。戴原礼云：久食生发背。《名医录》云：薄荷煮鳖，损人无治。又云：食其肉能发癥瘕，水肿劳瘵，积年吐血旧疾。藏器云：《礼记》食鳖去丑，谓颈下有软骨如龟形者，食之令人患水肿。凡鳖之三足者，赤足者，独目者，头足不缩者，其目四陷者，腹下有王字、卜字文者，有蛇文者，是蛇化也。在山者名旱鳖，并有毒杀人，不可食。

鳝 《尝毒经》云：鳝一胎四条者补血，一胎五条者必有一条见火头竖起数寸，颈似有毛者，食之令人到水即化骨。家训不食此物，白鳝味甘无毒，可食。

鹿肉 甘温，入脾温血。虚寒人食则宜，实热人食则无益。

蟹 咸寒，散血消食利口。热人食则宜，寒人食则无益。秋冬季者食无毒，春夏季者多有毒。凡独螯、独目、两眼相向、六足、四足、腹下有毛、腹中有骨头、背有星点、足斑目赤者，皆有毒。中其毒者必腹痛，以东瓜、紫苏、蒜子、豆豉煮汤饮之可以解。忌柿子、荆芥，同食则作霍乱，木香煎水能解。

海燕 与燕同名而物异也。生海水中，背青黑，腹白，口在腹下，长约五寸。阴雨则能飞丈余，东海人嗜食之，味甘肉脆，补气壮阳。寒人食则宜，热人食则无益。忌黑豆。

淡菜 浙人呼为壳菜。神农未尝此味，宋时入食物，味甘温。藏器云主治虚劳伤惫，精血衰少，吐血久痢等症。家训云此物本温，吐血人食之往往加重，虚劳尤甚，急以寒凉药解则效。前人之解，未知果是此物否？《日华》谓能补五脏，益阳事。此解于此温物似相符合。寒人食则宜，热人食则无益。

虾 味甘温燥火，淡水者味尤甘，海虾味甘平，无病食则壮阳，有病食动风燥火发疥。误食鳖发瘕，轻者多食虾亦能制。寒人食宜，热人食不宜。

鲍鱼　《尝毒经》云即肉鱼也。无鳞、无介、无骨，咸淡水均有，淡水者良。味甘平无毒，补脾阴。按《纲目》所引鳆鱼、萧折鱼、干鱼各名色，均与今之鲍鱼似不相符。家训云当以古经为是。忌鳝鱼。

鳅鱼　锐首，肉身无鳞，咸淡水均有，以淡水者良。味甘温，益气温中燥阳，寒人食则宜，热人食无益。忌犬肉、鹤肉。

鱼品类甚多，味甘平甘温不等，多食之动风燥火，有病食则发病。惟有鲸鱼，俗名崇鱼，名莲鱼，巨口细鳞，头大额扁，长喙，腹白，背微黄色，甘平无毒。补气血，益脏腑，壮筋骨，多食宜人，亦不发病。又石首鱼，岭南名石头鱼，《浙志》名江鱼，《临海志》名黄花鱼。干者名白鲞石头鱼，出水能鸣，夜视有光，头中有二石棋子，即野鸭头中有石者所化也。形如白鱼，扁身、弱骨、细鳞、色黄，闽广最多。味甘平无毒，开胃益气，常食令人强健。生干均宜，亦不发病。头中二石研末，治膈食石淋诸证。

蠔豉　即干蠔肉也。出广东香山，淡水者良。甘平无毒，滋阴补血，益脏腑，常食令人长肌肉，亦不发病。

西瓜　甘寒，湿滞劳力者可食，食后勿坐卧。内无伏暑者可食，若有伏暑者忌食。缘脏腑中暑，初未甚知觉，多食西瓜冷湿之物，逼遏暑毒于内。又有甜性，传入阴分，留而不散，骤发暴证，暴闷、暴吐、暴泻、暴晕、暴逆、暴胀、绞肠痧，汗出如雨，顷刻亡阳，撒屎气绝之类，**顷刻即亡，无可救药，此名伏暑食瓜证。**南中夏秋间因此殒命甚多，肥人尤甚。**人但知暴疾而亡，究不知伏暑食瓜之害。**家训云：此证与痢疾相似而实异，泻清水，或红黄水百十次不等。全舌青黄、深黄，或焦黑透尖，涩指如锉，或有黄青绿各色胶涨，口干渴，或兼喉痛各状，全见便属不治。未见齐者，先用苦参治痢汤，继用芩连治痢汤，参用三黄白虎汤、大承气汤，循环急服，十中或救一二，逡巡则不救。或疑西瓜解暑，有天生白虎之号，何以伏暑不宜食，况发病则兼投白虎汤之苦寒，非自相矛盾耶？答曰：元以前书无言西瓜治病者，夫暑之潜伏，毒中于脾，脾受湿困，发则交肠暴泻，未发则谓之伏暑。瓜性寒凝，再助脾湿，脾困极而败，伏暑乘机发泄，其初本暑湿，其后郁久变热。脾胃既热伤，治之不当，用生石膏救胃，大黄救脾，三黄及诸痢药和中以救阴乎。有歌曰：西瓜甜如蜜，利口不利腹，伏暑在胸中，服之如服毒。

龙眼　即桂圆。甘温凝滞。鲜者味淡而苦，熟后即甜。多食则闷。晒干入药补血益智。干者尤宜少食，得湿气而骤胖，令人胀死。小孩干食至四两，大人食至五六两便胀死。三四岁小儿最喜食此，有将其核梗住咽喉而死者，慈幼者宜慎之。

凡实热人，及体瘦火旺者，平时宜力戒发热之物，如羊肉、鱼、虾、鳝、薰鱼、鸡、鸡蛋、麻雀、海参行水石间甚健，故壮阳。捕时以石灰醃尤燥、**燕窝**多假物，燥肺、**人参**虽吉林亦绝少真品，种时用硫磺人粪最伤人、**丽参、元参、沙参、洋参**凡甜物皆补、皆升提，凡参非清火、**荔枝、枣子**送行客勿用枣，温补太甚，途中易闭塞风火、**桂圆**小孩易胀，产妇不宜多食、**桃、杏、杨梅、蒲桃、辣茄、姜、椒、芥、蒜、酒、醋、烟叶**水旱

烟皆无益，罂粟尤升提促年寿、**炒米汤**、**油**、**灼烩烙饼**、**各种**
糖物，炒米汤可抵补中益气汤，人有忽然翻病，因食炒米汤所致者，自
己不知不信，宜慎之。**皆当切忌。若宜食者，则有香谷稀饭**宜
为厚粥，勿作清汤、**茶叶**古时老耆始食肉，后世人人食肉，必以茶涤垢
消之，即所以补之也、**蔬菜**、**豆腐**、**莱菔**、**笋**、**藕**、**梨**、**枇**
杷、**荸荠**、**苦瓜**、**海带菜**、**螃蟹**、**螺蛳**、**海蛰皮**、**鱿鱼**、
鳆鱼、**火腿**、**老鸭汤**去舌及尾，用文火熬一夜，须清淡。**春日宜**
饮芦根、**茅根汤，夏日服金银花**、**夏枯草**、**霜桑叶代茶。**

五十一、制方用药的原则是什么？

问：制方用药精要若何？

凡用药专经，谓之专师；用药分经，谓之分师；用
药偏经，谓之偏师。偏师不走正经，用相搏之法由络取胜也。专师
不用节，分师必用制，偏师不节制。不节者何？独用一
经之药，则不用宜畏药以节之也；必制者何？分用各经
之药，则必用宜畏药以制之也；不节制者何？偏师以相
搏药取胜，若有节制，则相搏无力也。不用节，必用制，
不节制，三者施之各当，则用药归经自无虑顾此失彼也。
更有要者，节三制一，用三味药为节，用一味药可制也。升三降
七，用降药七，用升药三，即使药气过而不留也。去九留一。重用去
药之九，轻用留药之一，即使药气留而不害也。譬如一经病重，三
经病轻，必重用一经之药为君，佐用三经之药为臣。三
经之药，又必归一经节制，然后呼应乃灵。或四经病均

相等，则用四经之药并行不悖，勿使受节制于一经，斯
能奏功神效。余即此类推，庶乎不差。

五十二、怎样进行方剂配伍？

问：制方之法？

治病之要，宜明制方。君、臣、佐、使配合得宜，
则必效验。看病在某经多者，即立某经药为君；某经病
次者，即用某经药为臣，兼用各经之药。以助君臣者谓
之佐使，欲使药力至某经，即以某经药为佐使。凡佐使
药勿夺君臣之权，方能助君臣之力。一方中专药者专经，
别无二义。若配合各经并用者，必有升降去留之道，如
古方地黄汤：熟地、淮山降也，留也；萸肉、丹皮升也；
茯苓、泽泻去也。四君子汤：人参升也，白术留也，茯
苓去也，甘草降也。附子理中汤：人参升也，白术、干
姜留也，附子去也，甘草降也。白虎汤：石膏、甘草降
也，留也；知母升也，去也；粳米去也。大承气汤：大
黄、芒硝降也，去也；枳实留也；厚朴升也。制方规矩
由此类推，神而明之，存乎其人。

五十三、用什么态度对待古方？

问：古方可恃否？

医者抄集古方，果能对证，用无不效。若不对证，

必致误人。欲归咎于古方，而古方不任咎也。何也？古人本因病以制方，非先立一方以求病证之对方也。后人不理其理，第知古方为良，相沿抄用，昧于加减之义，虽有古方，不如其无。盖古方犹古文耳，如病在一经，而乱用通行十二经之药，是拈单句题，而抄袭全章题之，又连上犯下，害不胜言。

五十四、常用古方的组成和适应证是什么？

问：古方甚繁，请约举其概，以餍管窥。

古方者，规矩也；用方者，工师也。规矩只一器，工师执此以絜度之。高堂华屋，钩心斗角，无不悉中绳墨。良医亦不能尽废古方，摘录数十条，举治一二证，一隅三反，非谓一方专治一病。惟中病则用，不中病则随时审经加减，不必泥古。今之自谓知医者，莫不案存医书数十卷，古方新方验方不一其名，亦莫名其妙。遇人求医，不辨受病在何经，不求致病之何因，不审表里寒热虚实之别，不察风寒暑湿燥火之殊，窃取古方而医之。偶效则居其功，致祸则归诸命，终不虚心研求。一则为谋食之计，一则为塞责之图，比比然也。某家诗礼仕宦二百余年，施药济人，罔矜岐术，习医原属为己之学，兼存救人之心。制方治病，只求能疗人之病，不求悉合于古，无所计，亦无所图也。略举数方于下，知我者其谅之。

节录古方：

香苏散　治时邪感冒，头痛、发热等证。

苏叶一钱五分，陈皮、香附各一钱二分，荆芥、秦芄、防风、蔓荆子各一钱，川芎五分，甘草七分。此治寒邪，若热邪则不宜。

平胃散　治脾胃不和，胀、满、呕吐、霍乱等证。寒者宜之，热者不宜。

藿香一钱五分，厚朴一钱五分，苍术八分，陈皮二钱。

二陈汤　治肺胃寒痰。

制半夏、陈皮、茯苓各一钱五分，炙草八分，加生姜一片，枣二枚。热痰不宜。

手拈散　治血滞心腹作痛。

元胡索醋炒，五灵脂醋炒，草果、没药各等分。共为细末，每服三钱，热酒调下。

滚痰丸　治老痰变生怪证。

大黄、炒黄芩各四两，青礞石、沉香各三钱，辰砂二钱。以水为丸，辰砂为衣，每服一二钱，开水下。

越鞠丸　治郁膈痞满。

香附、山楂、炒神曲、炒麦芽、川芎、苍术、炒栀子各等分。共研末，水为丸如桐子大，每服五七十丸，开水下。

逍遥散　治肝经血虚木郁。

柴胡、甘草、茯苓、白术、当归、白芍、丹皮、黑山栀各一钱，薄荷五分。

神佑丸　治沉积变病，气血壅滞，湿热风痰郁结。

黑丑二两，大黄一两，芫花、大戟、甘遂各五钱，轻粉一钱。共为末，用皂角去子煎浓汤糊丸，每服必泻，不可轻用。

葛根汤　治邪传阳明，以此解肌。

葛根二钱，升麻、秦艽、荆芥、赤芍各一钱，苏叶、白芷各八分，甘草五分，生姜二片。

搐鼻散　治一切闷证，不省人事，吹入鼻中得嚏者生。

细辛、皂角各一两，生半夏五钱。共为细末，入磁瓶勿泄气。

牛黄丸　治中风，痰火闭结，或喘嗽痰壅，不省人事。

牛黄、麝香、龙脑以上各六钱，另研，羚角、当归、防风、黄芩、柴胡、白术、麦冬、白芍各七钱五分，桔梗、茯苓、杏仁、川芎、大豆黄卷、阿胶各八钱五分，蒲黄、人参、神曲各一两二钱半，雄黄另研四钱，甘草二两半，白蔹、肉桂各三钱七分，干姜三钱七分，犀角一两，山药三两五钱，大枣、金箔一百五十片为衣。共为细末，炼蜜同枣膏丸，每两作十丸，金箔为衣。

三化汤　治中风入脏，热极闭结。

厚朴、大黄、枳实、羌活各一钱半。水煎服。

五生饮　治寒风中脏，六脉沉细。

生南星、生乌药、生附子各一钱五分，生姜五片，生木香五分。此方用人参两许，同投更有益。

益元散　利窍清暑。童叟中暑不省人事，服之令小便通即愈。

甘草一两，滑石六两。

消暑丸　治中暑昏闷。

制半夏四两，茯苓、甘草各二两。共为末，生姜汁糊丸。

五苓散　治小便不通。

茯苓三钱，猪苓、泽泻各八分，白术一钱半，桂枝一钱。

四苓散　治伏暑小便不通。即五苓散去桂枝。

五皮饮　治胃经蓄水发为水肿。

大腹皮、茯苓皮、陈皮、桑白皮各一钱五分，生姜皮八分。

蠲痹汤　治风寒湿三气成痹。

羌活、独活各一钱，桂心五分，秦艽一钱，当归、桑枝各三钱，川芎七分，海风藤二钱，炙甘草五分，乳香、木香各八分。

桂枝汤　治太阳中风寒。

桂枝、芍药、生姜各一钱五分，炙甘草一钱，大枣四枚。

麻黄汤　治太阳伤寒无汗。

麻黄四钱，桂枝二钱，炙甘草一钱，杏仁十二枚。

白虎汤　治阳明胃腑大热及误服温补药热伤者。

生石膏五钱，知母三钱，甘草一钱，梗米一撮。热甚者加倍用，尤甚者重加石膏治之。

四逆汤　治少阴中寒，肢冷厥逆。

附子五钱, 干姜五钱, 炙甘草二钱。

止嗽散 治一切风寒咳嗽。若实热咳嗽不可久用, 误服此易致吐血, 宜用三黄白虎加减。

桔梗、荆芥、紫菀、百部、白前各二斤, 甘草炒十二两, 陈皮一斤。共为末, 每服二钱, 初感风寒生姜汤下。

月华丸 滋阴保肺, 平肝, 为治劳之圣药。阳火瘦人忌用。

天冬、麦冬、生地、熟地、山药、百部、沙参、川贝、真阿胶各一两, 茯苓、獭肝、广三七各五钱, 白菊花二两, 桑叶二两。熬膏将阿胶化入, 和药炼蜜为丸, 日三服, 每服一丸。

四物汤 治血虚肝肾不足。

熟地四钱, 归身、白芍各二钱, 川芎一钱。

八珍汤 即四君子四物相并, 治气血并虚。

熟地四钱, 党参二钱, 白术、当归各二钱, 茯苓二钱, 白芍一钱五分, 川芎一钱, 炙甘草五分, 加大枣二枚。

通音煎 治音哑。

白蜜一斤, 川贝二两, 款冬花二两, 胡桃肉十二两去皮研烂。将川贝、款冬为末, 四味和匀, 饭上蒸熟, 开水服。

又方 荷叶烧灰和开水, 面东服。

泽兰汤 治经闭, 调血脉。

泽兰二钱, 柏子仁、当归、白芍、熟地、牛膝、茺蔚子各一钱五分。

秘精丸 理脾导湿, 治浊固精。

白术、山药、茯等、茯神、莲子各二两，芡实四两，莲花须、牡蛎各一两五钱，黄柏五钱，车前子三两。共为末，金樱膏为丸。

朴黄丸　治坚积作痢，腹痛拒按。

陈皮、厚朴各十二两，大黄一斤四两，广木香四两，荷叶水为丸。

和中丸　治寒腹胀食积。

土炒白术四两，炒扁豆三两，茯苓、砂仁各一两半，半夏姜汁炒一两，枳实面炒、神曲炒、麦芽炒、山楂炒、香附姜汁炒，各二两，陈皮、五谷虫炒焦黄色，各三两。共为末，荷叶一张，煎水为丸。

白术丸　治气虚中满。

白术、茯苓、陈皮各二两，砂仁、神曲各一两五钱，五谷虫四两。以荷叶、老米煎水为丸。

七福饮　治心血虚而惊悸者。

人参、熟地各三钱，当归、枣仁各二钱，白术炒一钱半，炙甘草五分，远志五分。

归脾汤　养血安神。

人参、白术、归身、白芍、枣仁各一钱五分，黄芪一钱五分，远志七分，炙甘草五分，元眼肉五枚。

十补丸　治气血大亏。

黄芪、白术、萸肉、杜仲、续断、枣仁各一两，熟地三两，人参、归身、白芍、远志各一两，茯苓、山药各一两五钱，北五味、龙骨、牡蛎各七钱五分。

清膈煎　治痰壅心膈。

制胆星三钱，白芥子二钱，海石三钱，陈皮、木通、川贝各一钱。

化虫丸　治虫积心腹诸证。

芜荑、白雷丸各五钱，槟榔二钱五分，雄黄一钱五分，木香、白术、陈皮各三钱，神曲四钱。以百部二两熬膏糊丸，每服一钱五分，米饮送下。

姜附汤　治寒厥心痛及真心痛，手足青至节者，宜用此方重剂饮之，或可救十中之一二。痛而喜按者加人参、干姜、附子各三钱，水煎服。若实热心痛不宜此方，当用黄连泻心诸凉剂。

导赤散　治热闭小便不通。

生地、麦冬各三钱，木通一钱，甘草四分，竹叶十片，车前、赤茯苓各一钱五分。

泻心丸　治心火。

川连五钱，为末，灯草汤下。

阿胶散　治血虚热及尿血。

阿胶一钱，丹参、生地各二钱，黑山栀、血余、丹皮、麦冬、当归各八分。

甘露饮　治阴虚胃血热。若实热瘦人误认阴虚者，服此有损无益，宜用白虎汤加芩柏。

枇杷叶、生地、熟地、天冬、麦冬、黄芩、石斛各一钱，甘草五分，枳壳八分。

瓜蒌散　治肝气躁急而胁痛。

大瓜蒌一枚，连皮捣，甘草二钱，红花十钱。水煎服。

清空膏　治肝经风热夹寒为头痛。

羌活、防风各六分，柴胡五分，黄芩一钱二分，川芎四分，甘草一钱，薄荷三分，酒炒黄连六分。

奔豚丸　治小腹气结作痛。

川楝子一两，茯苓、橘核各一两五钱，肉桂三钱，附子、吴茱萸各五钱，荔枝核八钱，小茴香、木香各七钱。

橘核丸　治七疝。

盐酒炒橘核二两，小茴香、川楝子、桃仁、香附醋炒、山楂各一两，木香、红花各五钱。以神曲三两打糊丸。

暖肝煎　治肝肾阴寒，小腹疼痛疝气。

当归、枸杞各三钱，茯苓、小茴香、乌药各二钱，桂肉、沉香各一钱，加姜三片。

柴芩煎　治内火上冲或为痎疟头痛诸证。

柴胡三钱，黄芩、栀子、泽泻各一钱五分，木通、枳壳各一钱。

五痿汤　治五脏受虚热而痿。

人参、白术、茯苓各一钱，炙甘草四分，当归一钱五分，苡仁三钱，麦冬二钱，黄柏、知母各五分。

保和丸　治伤食。

麦芽、山楂、莱菔子、厚朴、香附各一钱，炙甘草、连翘各五分，陈皮一钱五分。亦可作煎服。

木香丸　治寒积腹痛拒按，名曰阴结。

木香、丁香各一钱半，干姜三钱，麦芽炒五钱，陈皮三钱，巴豆三十粒。以神曲煮糊为丸，每服十丸。

紫菀散　润肺止嗽并治肺痿。阳火人忌用。

人参五分，紫菀、知母、川贝、桔梗、茯苓、阿胶各一钱，五味子、炙甘草各三分。

推气散　治右胁寒气痛。重读寒字，若非寒气者忌用。

枳壳、郁金各一钱，桂心、炙草各五分，桔梗、陈皮各八分，生姜二片，大枣二枚。

桔梗汤　治肺痈。

桔梗、白及　各一钱，橘红、甜葶苈炒，各八分，生甘草、贝母各一钱五分，苡仁、金银花各七分。

泻白散　治肺热。

蜜炙桑白皮二钱，地骨皮三钱。

茜根汤　治衄血神烦。

茜根、黄芩、阿胶、侧柏叶、生地各二钱，甘草一钱。

左归饮　壮水剂。

熟地五钱，山药、枸杞各二钱，茯苓一钱五分，山茱萸、炙甘草各一钱。

右归饮　补命门真火不足。

熟地五钱，山药、枸杞、杜仲各二钱，山茱萸、肉桂、制附子、炙甘草各一钱。

枳术丸　除胀消食，虚寒者宜之。

炒枳实一两，炒白术二两。

和胃饮　治霍乱。寒者宜之，热者不宜。

厚朴、陈皮各二钱，干姜一钱，炙草六分。

二冬汤　治上消虚。寒者宜，实热者不宜。

天冬二钱，麦冬三钱，天花粉、黄芩、知母各一钱，人参、甘草各五分。

玉女煎　治阳明有余，少阴不足。

熟地四钱，石膏、麦冬各三钱，知母、牛膝盐水炒，各一钱五分。

抽薪饮　治一切火盛。

黄芩、石斛、木通、栀子、黄柏各二钱，枳壳、泽泻各一钱半，甘草三分。

安胃饮　治胃火呃逆。

石斛、麦芽各三钱，黄芩、泽泻、山楂各二钱，陈皮、木通各一钱。

假苏散　治气淋。

荆芥、陈皮、香附、炒麦芽、瞿麦、木通、赤苓各二钱。

温胆汤　治胆气虚寒，梦遗滑精等证。

制半夏一钱五分，枳实八分，陈皮、茯苓各一钱五分，人参一钱，熟地、炒枣仁各三钱，远志一钱，五味子一钱，炙甘草五分。加生姜三片、大枣一枚。

清魂散　治肠风下鲜血而腹不痛者。

炒荆芥三钱，当归五分。

舟车丸　治水肿、水胀，形气俱实。每日只可服数分或钱许。

黑牵牛四两炒，大黄二两洒浸、甘遂面裹煨、大戟面裹煨、青皮_炒、芫花_{醋炒}、橘红_{各一两}，木香_{五钱}，轻粉_{一钱}。水为丸。

四君子汤　治气虚脾胃不足。

人参_{三钱}，土炒白术_{二钱}，茯苓_{二钱}，炙甘草_{五分}，加生姜_{二片}，大枣_{三枚}。如无力用人参即以西党参代之。

六君子汤　治气血夹瘀，即四君子汤加制半夏_{一钱五分}，陈皮二钱。

大承气汤　治邪热实热闭结，或食积坚硬，或误服温补热药者均宜下之。

大黄_{三钱}，枳实_{一钱五分}，厚朴_{一钱}，芒硝_{三钱}。

小承气汤　治证稍缓，即大承气汤去芒硝。

小柴胡汤　治寒热往来，邪传少阴，疟疾、口苦、耳聋、胸满、胁痛等证。

柴胡_{二钱}，黄芩、赤芍_{各一钱五分}，甘草、半夏_{各一钱}，人参_{五分}，生姜_{二片}，大枣_{二枚}。

大秦艽汤　治风中经络，口眼歪斜。

秦艽_{一钱五分}，炙甘草、川芎、当归、芍药、生地、熟地、茯苓、羌活、独活、防风、白术、白芷、黄芩_{各一钱}，石膏_{三钱}，细辛_{二分}。

大柴胡汤　治伤寒邪入太阴。

柴胡_{一钱五分}，半夏_{七分}，黄芩、芍药_{各二钱}，枳实_{一钱}，大黄_{二钱}。

生地黄汤　治肾火烁金。

生地_{三钱}，牛膝、丹皮、黑山栀_{各一钱}，丹参、元参、麦冬、白芍_{各一钱五分}，郁金、广三七、荷叶_{各七分}，加陈墨汁、清童便_{各半杯冲服}。

百药煎散　治咽痛。

百药煎_{五钱}，硼砂_{一钱五分}，甘草_{二钱}。

生地黄煎　治阴火盗汗。

生地、当归、黄芪_炙、麻黄根、浮小麦、甘草_炙、黄连、黄芩、黄柏_{各一钱}。水煎服。

治痢奇方　治暑痢。_{舌有黄苔，唇焦口渴，脉洪数，腹痛后重，宜寒凉行气。}

川连_{六分}，黄芩_{酒洗}、厚朴、归身、白芍_{各一钱五分}，山楂_{三钱}，甘草_{五分}，桃仁、青皮、红花_{各八分}，枳壳、地榆_{各一钱}，槟榔_{一钱二分}。如白痢则加木香。

大和中饮　治食胀闷。

积实_{一钱}，厚朴_{一钱五分}，麦芽、楂炭_{各二钱}，陈皮_{二钱}，砂仁_{八分}，泽泻_{一钱}。

小陷胸汤　治结胸小腹满痛，手不可近。

半夏_{二钱}，黄连_{一钱五分}，瓜蒌实_{大者一个}。

大陷胸汤　服小陷胸不效，以此治之。

大黄_{六钱}，芒硝_{四钱}，甘遂_{二分五厘，研冲}。

鸦胆子方　治久痢寒积在肠。_{若暑痢、热痢、暴痢、疫痢，均不可用此方。}

鸦胆子一个，蒸透将米粉包作团子蒸熟，以开水囫囵吞下，空心服。_{鸦胆子即苦参子，似梧桐，苍褐色，敲碎有仁数十粒，味苦，详赵氏《本草拾遗》。}

五味异功散　治气虚，即四君子汤加陈皮一钱。

调胃承气汤　治胃热谵语，使秘绕脐硬痛。

大黄三钱，芒硝二钱，生甘草五分。

附子理中汤　治脏寒将脱之证，用以回阳。

人参、白术各二钱，附子、干姜、炙甘草各一钱。

六味地黄汤　滋水制火，专治阴虚。实热人瘦人阳火旺者均忌用。

大熟地四钱，山萸肉、山药各二钱，丹皮、茯苓、泽泻各一钱五分。

十全大补汤　治阴阳并虚而畏冷，即八珍汤加黄芪二钱，肉桂三分。

四味香薷饮　治风寒闭暑。

香薷、扁豆、厚朴各一钱五分，炙甘草五分。若两足转筋，加木瓜、茯苓。

藿香正气散　治腹痛呕吐。

藿香、砂仁、厚朴、茯苓、紫苏、陈皮各一钱，白术、制半夏、梗白芷各七分，炙甘草五分。

茵陈大黄汤　治黄疸热闭。

茵陈三钱，栀子、大黄各二钱。

茵陈姜附汤　治阴黄小便自利。

茵陈一钱，白术二钱，附子、干姜各五分，炙甘草二钱，肉桂三分。

茵陈五苓散　治阴黄小便不利。

茵陈、白术、茯苓各一钱五分，猪苓、泽泻各七分，薄桂五分。

木通四苓散　治伏暑泻泄。

白术、猪苓、木通各一钱，赤苓三钱，车前、泽泻各二钱。水煎，用益元散三钱冲服。

秦艽天麻汤　治寒湿入络，肩背臂痛。

秦艽一钱五分，天麻、羌活、陈皮、当归、川芎各一钱，炙甘草五分，生姜三片，桑枝三钱，如夹寒加桂枝。

柴葛解肌汤　治温热证，发热头痛不恶寒，与伤寒异。

柴胡一钱二分，葛根一钱五分，赤芍、知母各一钱，贝母二钱，生地二钱，黄芩、丹皮各一钱五分，甘草五分。

人参养荣汤　治气虚荣卫不固。

白芍二钱，人参、黄芪蜜炙、当归、白术、熟地各一钱五分，甘草炙、茯苓、远志各七分，北五味、桂心、陈皮各四分，加姜一片，枣二枚。

普济消毒饮　治大头疫证，喉风，发斑。

甘草、桔梗、黄芩、酒黄连各一钱，马勃、元参、橘红、柴胡各五分，薄荷六分，升麻二分，连翘、牛蒡子各八分。

治疫清凉散　治疫邪入里，胀闷谵狂。

秦艽、赤芍、知母、贝母、连翘各一钱，人中黄一钱，柴胡一钱五分，荷叶七分。

葛根治痢散　治赤白痢，初起者皆效。

葛根一钱五分，苦参酒炒，八分，陈皮一钱，赤芍、陈松萝茶、炒麦芽、山楂各一钱二分。共为末煎服。有火者加黄连五分。

补中益气汤　中气下陷，以此升之。

黄芪一钱五分，白术土炒，人参、当归、炙甘草各一钱，柴胡、升麻各三分，陈皮五分，加生姜一片，大枣二枚。

金匮肾气丸　治肾经聚水，即六味丸加附、桂、车前、牛膝。

熟地八两，山药四两，山萸肉、丹皮、泽泻、车前子、牛膝各二两，茯苓六两，肉桂、附子各一两。如水肿者用五加皮八两，煮水炼蜜为丸。

秘旨安神丸　治惊悸神魂失守。

人参、枣仁、茯神、制半夏各二钱，当归、炒白芍、橘红各一钱五分，五味子十粒，炙甘草五分，生姜三片。

安神定志丸　治心虚惕不卧。

茯苓、茯神、人参、远志各一两，石菖蒲、龙齿各五钱。蜜为丸，以辰砂为衣，每服二钱。

洋参麦冬汤　治心经虚热而痛者。

洋参、麦冬、当归各二钱，生地三钱，白芍、丹参、钗石斛各一钱五分，犀角、甘草各五分。

沉香降气散　治气滞心痛。

沉香三钱，砂仁七钱，炙甘草五钱，香附盐水炒，五两，元胡索酒炒一两，川楝子煨净一两，共为末，每服二钱，淡姜汤下。

草薢分清饮　治心移热于膀胱而为赤浊者，并治诸淋。

川萆薢二钱，炒黄柏、石菖蒲各五分，茯苓、白术各一钱，莲心七分，丹参、车前子各一钱五分。

柴胡疏肝散 治肝气左胁痛。

柴胡、陈皮各一钱五分，川芎、赤芍、枳壳、醋炒香附各一钱，炙甘草五分。

芍药甘草汤 治木侮土而腹痛。

酒炒白芍三钱，炙甘草一钱五分。

太无神功散 治一切痞积。

地萹蓄、瞿麦穗、麦芽各五钱，神曲二钱五分，沉香、木香各一钱五分，炙甘草五钱，酒蒸大黄二两。共为末，每服二三钱，灯心竹叶汤下。女人用红花当归汤。

香砂二陈汤 治脾滞腹痛。

木香一钱，砂仁一钱，半夏、陈皮、茯苓、炙甘草各一钱五分，加生姜一片，大枣二枚。

苍白二陈汤 治受湿身痛。即香砂二陈汤去木香、砂仁，加苍术、白术各一钱。

香附理中汤 治脾寒腹痛。

木香一钱，砂仁一钱，人参、白术各二钱，干姜、炙甘草各一钱。

黄芩芍药汤 治脾热流涎、利如蟹渤等症。

黄芩、白芍各二钱，生甘草一钱。

加味枳术汤 治酒疸湿热发黄。

白术二钱，枳实、陈皮、麦芽、山楂、茯苓、神曲、连翘各一钱，茵陈、荷叶各一钱半，泽泻五分。如伤酒者加葛根一钱。

　　葛花清脾汤　　治酒湿生热生痰，头眩头痛。

　　葛花一钱，枳椇子三钱，赤苓三钱，泽泻、茵陈、黄芩各二钱，山栀、车前子各一钱五分，甘草五分，橘红、厚朴各一钱。

　　栀子柏皮汤　　治郁热在里而发黄疸，名曰阳黄。

　　栀子三钱，黄柏二钱，炙甘草一钱。

　　桔梗前胡汤　　治肺气闭塞闷咳。

　　桔梗一钱，前胡、苏子、赤芍、桑白皮炙、陈皮各一钱五分，杏仁三钱，竹茹姜汁炒一钱，生甘草五分。

　　加味甘桔汤　　治肺郁哮喘。

　　甘草五分，桔梗、川贝、百部、白前、橘红、旋覆花、茯苓各一钱五分。

　　贝母瓜蒌散　　治肺热液干。

　　贝母二钱，瓜蒌仁一钱五分，胆星、黑山栀各五分，黄芩、橘红、炒黄连各一钱，甘草五分。

　　知柏八味丸　　滋水降火。

　　知母、黄柏各一钱五分，大熟地四钱，萸肉、山药、茯苓各一钱五分，丹皮、泽泻各一钱。

　　八味地黄丸　　治命门火衰。

　　制附子、肉桂各一钱，熟地四钱，山药、萸肉、茯苓各一钱五分，丹皮、泽泻各一钱。

　　生地八物汤　　治中消。阴虚者宜之，实热者不宜用地冬山药。

生地、麦冬各三钱，山药、知母、丹皮各一钱五分，黄芩、黄连、黄柏各一钱，荷叶二钱。水煎服。

生地四物汤　治血淋。

生地三钱，归身、赤芍各一钱五分，川芎一钱。

犀角地黄汤　治血热妄行及斑疹。

犀角尖先煎、丹皮、麦冬、白芍各一钱五分，生地四钱。

黄芩知母汤　治火嗽烦热。

桔梗、黄芩、知母、桑白皮、杏仁、天花粉、山栀、川贝母、生甘草各一钱。

黄芩清肺汤　治肺热小便不利。

栀子二钱，黄芩一钱。

加味七神丸　治肾虚鸡鸣泄泻。

肉豆蔻、吴茱萸、广木香各一两，蒸茯苓、补骨脂盐酒炒、蒸车前子各二两，土炒白术四两。以大枣煎汤为丸，每服三钱。

犀角大青汤　治胃火发斑，大渴大热，咽痛不利。

犀角尖、大青、元参、甘草、升麻、黄芩、黄连、黄柏、人中黄、黑山栀各一钱五分，或加石膏一两，同煎。

三黄解毒汤　治火毒内盛。

黄连二钱，黄芩、黄柏、黑山栀各二钱五分。

加味升麻汤　治胃火上冲，头痛甚炽。

升麻、葛根、赤芍、甘草各一钱，石膏三钱，薄荷五分，加灯心二十节。

香砂六君子汤　治胃寒吐泻。即六君子加藿香一钱，砂仁二粒。

归芍六君子汤　治脾阴虚弱下血。

归身、白芍各二钱，人参、白术、茯苓各一钱五分，陈皮、半夏各一钱，炙甘草五分。

千金牡丹皮散　治肠痈。

丹皮、苡仁各五钱、瓜蒌仁一钱五分，桃仁十二粒研。水煎服。如大便闭，加大黄一钱半，当归三钱。

小半夏加茯苓汤　治饮停膈间，加苍术、木通更效。

半夏姜炒、白茯苓各三钱，炙甘草一钱，生姜三片。

人参燕窝百合汤　润肺清金。实热人忌用。

人参　　一钱，如无力者以洋参沙参二三钱代之，燕窝三钱，百合五钱。

五十五、《传薪集》中载有哪些良方？

问:《传薪集》无从访购，所载良方若干，请约言之。

《传薪集》有简便方，破格方，用之中病，无不神效。明于医者可减加酌用，略举如下：

简便良方：

薄荷汤　凉散太阳热邪。

薄荷　　一钱五分，荆芥一钱，竹叶一钱，甘草五分，紫苏八分。

麻黄汤　温散太阳寒邪。

麻黄二钱，桂枝一钱，杏仁一钱，甘草五分，陈皮一钱。

桂枝汤　温散太阳寒邪。风邪有寒有热，若所中非寒邪则不可用此方。

桂枝一钱五分，防风一钱，生姜一钱，甘草五分，半夏一钱。

羌防汤　搜发表里大风寒邪。

羌活、防风、荆芥、陈皮各一钱，甘草五分，秦艽、独活各一钱。

柴葛汤　表散少阳热邪。

柴胡一钱二分，葛根一钱五分，黄芩二钱，赤芍、竹叶各一钱，甘草五分。

柴半汤　表散少阳疟疾。

柴胡二钱，半夏、赤芍、厚朴各一钱，黄芩二钱，葛根一钱五分，陈皮七分，甘草五分。

芩葛汤　表散太阳少阳热邪。

黄芩二钱五分，葛根二钱，秦艽、荆芥、薄荷各一钱，苏叶八分，甘草五分。

姜防汤　温散少阳阳明风寒邪。

生姜一钱五分，防风、羌活、陈皮、半夏、白茯苓各一钱，甘草五分。

三仙丹　治脾火郁滞。

黄芩三钱，川朴、枳壳各一钱。

麦楂汤　治食滞肚痛。

麦芽一钱五分，楂肉二钱，旧厚朴、枳壳各一钱。

旧朴汤　治寒气腹痛。

多年厚朴、生枳实、藿香各一钱，春砂二粒。

止泻汤　治泻水无尿。

白茯苓三钱，车前子一钱五分，炒。

竹叶石知汤　表散太阳少阳阳明热邪，散表防里。

竹叶一钱五分，生石膏五钱，知母、黄芩各二钱，葛根、薄荷各一钱，甘草五分。

苦参治痢汤　治红白痢。活血则便脓自已，行气则后重自除。舌黄者宜之。

苦参一钱五分，葛根二钱，赤芍一钱，楂肉二钱，枳壳、厚朴各一钱，黄芩三钱。如便脓多，加归身一钱；如里急后重，则加大黄二钱，槟榔一钱五分。

芩连治痢汤　治红多白少痢。舌黄者宜之。

川连二钱，黄芩三钱，大黄二钱五分，厚朴、枳壳各一钱，楂肉、槐花各二钱，地榆、苦参各一钱，槟榔一钱五分。

木香治痢汤　治白痢。舌白者宜之。

木香一钱，白芍、楂肉各一钱半，归身二钱，陈皮七分，麦芽、厚朴、陈茶、枳壳各一钱。

破格良方：

姜附汤　治脏腑寒极，气血两虚诸证。

干姜一两，熟附子六钱，土炒白术三钱，炙党参四钱，玉桂心二钱，炙甘草一钱，茯苓二钱。

参芪汤　治脏腑气血虚亏已极。

人参七钱，黄芪、熟地各一两，归身三钱，白芍二钱，茯神三钱，炙甘草一钱，白术二钱。

膏知场　治肺胃热极，或邪火入阴，烧阴单热，口干心躁。

雪白生石膏一斤，知母六钱，生甘草一钱。

硝黄汤　治郁火热结已极诸证。

芒硝四钱，生大黄六钱，生枳实一钱五分，旧厚朴一钱。

平阳清里汤　治实热内伤未成证，五脏阳火偏盛诸证。

雪白生石膏四两，暹犀角尖三钱，生知母三钱去毛，黄芩三钱，黄连一钱五分，黄柏二钱五分，羚羊角二钱，生甘草一钱。

凉补肺胃汤　治阳火极盛，肺胃大热。

生石膏八两，犀角尖四钱，肥知母四钱　生甘草一钱，生竹茹、生桑白各三钱。

泻里承气汤　治阳火盛，大小便不利。

锦纹大黄三钱五分，芒硝三钱二分，旧厚朴一钱一分，生枳实一钱六分。

将军驻防汤　治脾热下焦湿肿。

锦纹生大黄三钱，汉黄防己三钱，鲜黄柏二钱五分，桑枝三钱，枯黄芩三钱，暹犀角三钱，芒硝三钱，木通一钱。

十全辛温救补汤　治脏腑积寒已极，痰结甚深，及误服苦寒，毒损脏腑诸证。

熟附子一两，干姜一两，肉桂心二钱，肉豆蔻二钱，木香一钱，陈皮二钱，半夏二钱，川椒、丁香各一钱，藿香一钱五分。

十全甘温救补汤　治脏腑气血虚亏已极，及误服甘苦寒攻泻，毒损脏腑诸证。

炙黄芪一两五钱，人参一两米炒，白术六钱土炒，大熟地一两，川芎二钱五分，归身八钱，鹿茸三钱酒炒，白芍四钱，茯神四钱，甘草一钱炙。

十全苦寒救补汤　治脏腑阳火实热，郁久内热，邪火入阴，烧阴已极，及误服甘辛温，毒损脏腑诸证。

生石膏八两研粉，暹犀角尖四钱，鲜黄柏四钱，枯黄芩六钱，川黄连三钱，生知母六钱，生锦纹大黄三钱，芒硝三钱，生旧厚朴一钱，生枳实一钱五分。

十全甘寒救补汤　治脏腑阴虚血热，阴火内伤已甚，及误服甘温，毒损脏腑诸证。

大生地三两，麦冬、天冬、萎蕤各一两，元参八钱，沙参四钱，淮山药八钱，丹皮、泽泻、地骨皮各三钱。

以上四救补汤不可轻用，有病则病当之，凭舌脉辨证全对者全用。若看某经无病，即除某经之药，非限定全方毕用。若病稍轻者减半用，再轻者递减之。惟苦寒救补汤治邪火烧阴，及误服温补，毒损脏腑，危在旦夕者，则宜一二三四倍加重石膏，余不加。如大便不通，倍加大黄、芒硝，余不加。若伤寒传经，欲以大黄下之者，则宜酒洗，余均用生药。

附杂治方及跌打方：

雄青汤　治飞点蛇疮。小点热痛，由少加多，飞延而生，如蛇缠绕，不拘定处。

雄黄一钱五分，青黛、黄连、黄芩、黄柏、生大黄各二钱，生石膏四钱，冰片七分后入。研末，开水调敷即效。

线蹄汤　治一切血热吐血证。

生红丝线草数根，猪蹄一只。同熬汤，连猪脚食之神效。红丝线，草名也，叶梗俱青嫩。与猪脚同煮，其汤成紫红色。

白芋汤　治湿疥癞。

白芋头熬烂去滓，取汤洗患处，数次即愈。

鸡碱散　治手指生蛇头，肿痛不可忍。或初起有二眼如蛇睛形，或无眼者。

用鸡卵壳，内盛石碱水一勺，浸患处，令出胶丝，其毒从胶丝带出即愈。

二味泻脾汤　治脾热小便不利，四肢肾囊肿胀，气喘急迫，夜不能眠诸证。

用三冬后老乌骨鸭一只，去尾与老冬瓜白粉色者。同熬，食七天，立效。如无乌骨鸭则老白鸭亦可，惟功力稍减耳。

阴阳生活汤　阴阳并补，益嗣延年。难于生育者常食，三年必有孕。

每年夏至、冬至、端阳日，宰瑞鸽一只，详食物损益篇，引《尝毒经》说。并其肾同熬汤至烂熟后，略用盐调淡味，独取其肾送汤一瓯，面向东方食之，勿令人见，食毕伏乞叩齿三通。

瑞鸽救生汤　治血崩、气脱、血脱，男女阴阳两虚气血亏损，形体瘦弱，一切虚脱急证。或误服生附子，麻痹不省人事者均宜，若邪热实证不能用。

三冬瑞鸽一双。熬浓汤饮之，少用漂白盐调淡味为度。食肾不食肉。

一味救阴保元汤　治阴虚虚劳第一方。

三年老白鸭白绒顶，乌骨者，除去尾加清水七碗，先用武柴火烧滚，后用木炭文火缓熬至四碗水，候凉，掠去浮面油，以清汤暖饮，阴虚人常食延年。

七厘散　治跌打损伤筋骨，流血不止，及一切无名肿毒。外调不限数，内服以酒冲，限用七厘。

麝香、梅花冰片各二分四厘，朱砂二钱四分，乳香、没药各三钱，血竭二两，儿茶四钱八分。共研细末，每服七厘，孕女忌用。

归尾汤　治一切跌扑伤，内有积血，大小便闭者。

归尾二钱，生地、川芎、桃仁、红花、苏木、生大黄各一钱。

全归汤　治跌打损伤，未破口而内伤有瘀痛者，服之可散瘀活血，熬时以酒和水。

全当归五钱，川芎、红花、丹皮，泽泻各三钱，苏木二钱五分。

白糖汤　治跌打内伤，不省人事，能去瘀血而安神魂，孕妇跌伤不能服他药者，饮此汤即效。

白糖三两。冲开水服，加酒少许。无酒量者不用酒亦可，或急时以童便和白糖饮之。俗谓红糖去伤者，非也，实不如白糖。

桃花散　治一切跌打损伤流血。以散末掺之，微按片刻，立能止血。且伤口不忌冷水凉风。

陈石灰四两，生锦纹大黄一两。各研极细末，同下铜锅微火略炒，视其色如淡红桃花色为度。用旧墙上多年石灰皮研末炒。

熊麝回牛丸　治一切跌打损伤。无论见血不见血，皆可内服外涂，惟孕妇忌用。

真人熊胆五钱，真麝香三钱，真田州老三七螺纹黑色者，四两，自然铜三两，烧红，以醋淬制数次，乳香、没药、朱砂各二两，巴豆二两去油，活土鳖虫五两，研末，瓦上焙干，血竭一两，飞净，生大黄二两，红花三钱，桃仁四钱。共研细末，蜂蜜为丸，如中指大。外敷用酒抹涂，内服用酒调饮，或和白糖汤服。重伤者每服一二丸，轻伤则半丸一丸均效，冲童便尤佳。各药必真地道方能神验。人熊胆必苦，气透掌，滴于砖地，辟尘尺余。以少许置水面，有血丝转走不停者为真，如无真熊胆则此方功力较缓矣。又熊胆为治眼科神药。

生草药再造丸　治一切跌打极重伤损，服之复苏。每草五斤，捣烂为丸，外涂内服。

红毛还魂草、白毛还魂草、百折不回草、任折不断，以石砍之则烂。一剑霜寒草、刀斩不入，用石击之即成粉。起死回生草、一折即断，接之便生。落地生根草、其叶落地随地生根。接骨草、接筋草。鸡鸭脚折断，封之立接。

竹林内活活鸡仙丹一颗此鸟似鸡，鸣声活活故名。春日育雏，人窥其母出巢，折雏之脚，其母即采取百药盖护雏身，逾日即瘥。人取此药以治跌打损伤，名曰活子仙丹。

五十六、梁氏家训大略是什么?

问:先生世业岐黄,必有家训秘传,愿闻其略。

家六世福文芸公讳康宁。寿逾期颐,于一百十三岁时,作训以贻后人。其略曰:治病者治平也。人生本无病,偶有所偏则为病,治其病则补偏救弊也。失之寒,以温药补其偏;失之热,以寒药补其偏;失之虚,以补药补其偏;失之实,以攻药补其偏。救以为治,补以使平,补字勿呆读,治平之道得矣。古圣垂训后世,何以非治平之道哉?日尝七十二毒,言判三千余经,错综者三百二十条,畏忌者三百一十七,区经别络,了了明言。吾家传《尝毒本经》一百卷,及仲景各书心法相传,毫厘不差。凡我子孙有心救世者,读圣贤书,行圣贤事,毋学殊途,毋存利心,毋矜奇术。不为良相,亦为良医。近世医家,或泥汤方而不明加减,治病不辨何经,昧药性而但喜升提,言医必先以补,习俗移人,牢不可破,各行其是,不必从流。夫药本毒物,故神农辨百草谓之尝毒。药之治病,无非以毒攻毒,以毒解毒。草木无情,有益于此,未必无损于彼。《易》曰"勿药有喜",在占应不医而病自痊。盖药能医病,不能医命,神圣神医,无如命何!余一介儒生,颇好藏书,于经史诸子诗文外,兼攻医术。偶有疾病,自治幸痊,齿逾百岁,岂医药之力,亦死生有命耳!然人定则胜天,寡欲则延年,尤宜涵养太和，居易俟命。若六气偶侵，用药以补偏救弊，稍得治平，当以勿药为良医。阴阳往复，否极泰来，人身脏腑血气，久之亦有变更。善卫生者，切勿以素寒、素热、素虚、素实之私见存于胸中，宜就候脉辨舌验症之时，所见寒热虚实分别医治，不必论其脏腑之素。余一生脏腑之变，已经四次，此阅历之境，学医者毋执滞鲜通也。

五十七、养生防病有哪些要诀？

问：卫生有要言乎？

凡人守身，必先慎疾。春风有温，夏炎有暑，秋露有湿，冬天有燥。风寒燥火暑湿，时时有之。起居必谨，毋干其暴。六气无所犯，百草勿轻尝。饮食莫过度，过饮伤血气，过食滞中洲。疏食胜膏粱。膏粱厚味易生恶疾。穿脐不洗浴，幼时脱脐太早，皮未生合，阳气泄出，遂有穿脐之病。当其出水之时，以艾灰少许，冰片研末掺之，使脐孔结腻，可无病患。若洗浴太多，必致脐常出水，则百病丛生，子嗣维艰。宴客不飞觞。适可而止。隙风须要避，酒后禁行房。易中阴风，最为危暴。耳目毋从欲，心思勿用伤。养性存心，延年益寿。知医能为己，药性贵审详。治方遵仲景，学古法岐黄。茹古无泥古，知方必制方。读《灵》《素》，当知其发挥之妙。八面玲珑，非死煞句下，如瘀血休治，泻子补母，无殒无殒，虚虚盛盛句，言在此，意在彼，当正本清源也。其譬喻之词，如"红如裹朱，白如鹅羽"句，非确有是色，可意会不可言传。医家均遵仲景，或效或否，盖万病之变化无穷，古方之治疗未尽。设仲景处今，亦必因病立方，必不拘于旧说。《伤寒论》一书，乃因长沙时疫，医者多误，仲景制方皆对病能愈，因编此书记当时经验诸方，并非预先立论也。后人不察，以为设方以待病，其知辨证者用之如神，其不知者执方误人。余家训治病必审证，古方若合则遵用之，若不合则仿制之，以能疗病为良，不必泥古。**辨证参舌脉，真假判阴阳。重病舍脉治，凭舌较短长。**凡闭泻痛及危病、假绝证，脉多怪代，散乱无凭。七绝怪脉，常常有之，医书多云不治，家训遇此必舍脉凭舌，多有可治。**不为庸医误，自得永康强。**凡人能食能睡，二便通利，别无所苦，即是无病。切勿误信庸医，妄求补益，渐生他弊。凡药能对病，服之必安，不对则否。惟大承气汤有除暴安良之力，气势交攻，人腹后必发热微扰，有片时难禁。药未胜证则腹不痛，药既胜证则腹必痛，泻出之后，立即胸宽体爽，不可不知也。

《中医经典文库》书目

一、基础篇

《内经知要》
《难经本义》
《伤寒贯珠集》
《伤寒来苏集》
《伤寒明理论》
《类证活人书》
《经方实验录》
《金匮要略心典》
《金匮方论衍义》
《温热经纬》
《温疫论》
《时病论》
《疫疹一得》
《伤寒温疫条辨》
《广温疫论》
《六因条辨》
《随息居重订霍乱论》
《濒湖脉学》
《诊家正眼》
《脉经》
《四诊抉微》
《察舌辨症新法》
《三指禅》
《脉贯》
《苍生司命》
《金匮要略广注》
《古今名医汇粹》
《医法圆通》

二、方药篇

《珍珠囊》
《珍珠囊补遗药性赋》
《本草备要》
《神农本草经》
《雷公炮炙论》
《本草纲目拾遗》
《汤液本草》
《本草经集注》
《药性赋白话解》
《药性歌括四百味》
《医方集解》
《汤头歌诀》
《济生方》
《医方考》
《世医得效方》
《串雅全书》
《肘后备急方》
《太平惠民和剂局方》
《普济本事方》
《古今名医方论》
《绛雪园古方选注》
《太医院秘藏丸散膏丹方剂》
《明清验方三百种》
《本草崇原》
《经方例释》
《经验良方全集》
《本经逢原》
《得配本草》
《鲁府禁方》
《雷公炮制药性解》
《本草新编》
《成方便读》

《药鉴》
《本草求真》
《医方选要》

三、临床篇

《脾胃论》
《血证论》
《素问玄机原病式》
《黄帝素问宣明论方》
《兰室秘藏》
《金匮翼》
《内外伤辨惑论》
《傅青主男科》
《症因脉治》
《理虚元鉴》
《医醇賸义》
《中风斠诠》
《阴证略例》
《素问病机气宜保命集》
《金匮钩玄》
《张聿青医案》
《洞天奥旨》
《外科精要》
《外科正宗》
《外科证治全生集》
《外治寿世方》
《外科选要》
《疡科心得集》
《伤科补要》
《刘涓子鬼遗方》
《外科理例》

《绛雪丹书》　　　　《医学从众录》　　　《医理真传》
《理瀹骈文》　　　　《读医随笔》　　　　《王九峰医案》
《正体类要》　　　　《医灯续焰》　　　　《吴鞠通医案》
《仙授理伤续断方》　《急救广生集》　　　《柳选四家医案》
《妇人大全良方》
《济阴纲目》　　　　　　　　　　　　　　## 五、综合篇
《女科要旨》　　　## 四、医论医话医案　《医学启源》
《妇科玉尺》　　　　　　　　　　　　　　《医宗必读》
《傅青主女科》　　　《格致余论》　　　　《医门法律》
《陈素庵妇科补解》　《临证指南医案》　　《丹溪心法》
《女科百问》　　　　《医学读书记》　　　《秘传证治要诀及类
《女科经纶》　　　　《寓意草》　　　　　方》
《小儿药证直诀》　　《医旨绪余》　　　　《万病回春》
《幼科发挥》　　　　《清代名医医案精华》《石室秘录》
《幼科释谜》　　　　《局方发挥》　　　　《先醒斋医学广笔记》
《幼幼集成》　　　　《医贯》　　　　　　《辨证录》
《颅囟经》　　　　　《医学源流论》　　　《兰台轨范》
《活幼心书》　　　　《古今医案按》　　　《洁古家珍》
《审视瑶函》　　　　《医学真传》　　　　《此事难知》
《银海精微》　　　　《医经溯洄集》　　　《证治汇补》
《秘传眼科龙木论》　《冷庐医话》　　　　《医林改错》
《重楼玉钥》　　　　《西溪书屋夜话录》　《古今医鉴》
《针灸大成》　　　　《医学正传》　　　　《医学心悟》
《子午流注针经》　　《三因极一病证方论》《医学三字经》
《针灸聚英》　　　　《脉因证治》　　　　《明医杂著》
《针灸甲乙经》　　　《类证治裁》　　　　《奉时旨要》
《证治针经》　　　　《医碥》　　　　　　《医学答问》
《勉学堂针灸集成》　《儒门事亲》　　　　《医学三信篇》
《厘正按摩要术》　　《卫生宝鉴》　　　　《医学研悦》
《饮膳正要》　　　　《王孟英医案》　　　《医宗说约》
《遵生八笺》　　　　《齐氏医案》　　　　《不居集》
《老老恒言》　　　　《清代秘本医书四种》《吴中珍本医籍四种》
《明医指掌》　　　　《删补颐生微论》